Die zweiten 30 Essenzen (31-60) und ihre Wirkung auf die Chakren

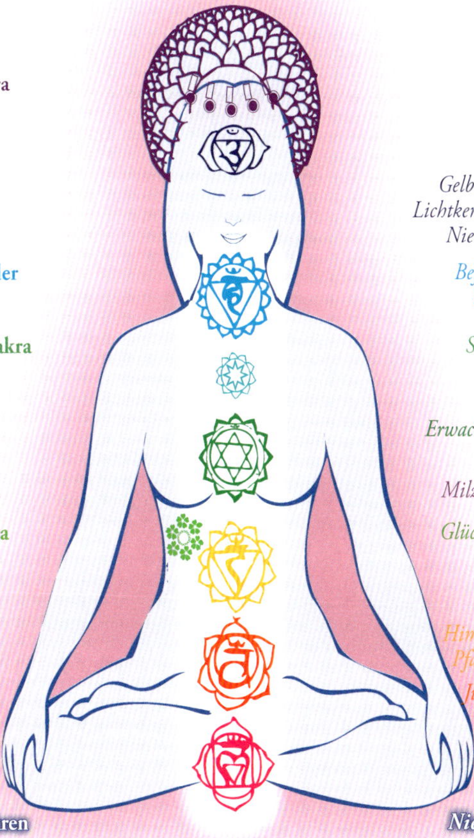

8. Chakra	*Niembaum Essenz*
7. Kronenchakra	*Auferstehungs*
6. Stirnchakra	*Entspannung, Gelbe Teichrose, Klarheit, Lichtkerze, Pfad des Willens, Niembaum, Schneebeere*
5. Kehlkopf- oder Halschakra	*Befreiung, Currybaum, Sirius, Wunderbaum*
4.1. Schulterchakra	*Schulterchakra Essenz*
4. Herzchakra	*Auferstehung, Erwachen des Bewußtseins, Mama, Papa*
3.2. Milzchakra	*Milzchakra Essenz, Papa*
3.1. Leberchakra	*Glück, Niembaum, Papa*
3. Nabelchakra	*Bonding, California Dream, Himmelsohr, Lichtkerze, Pfad des Willens, Sirius*
2. Sexual- oder Sakralchakra	*Jungbrunnen, Mama, Mango, Milz, Multiple Power, Venus, Wunderbaum*
1.2. Nierenchakren	***Nierenchakra Essenz***
1. 1. Hüftchakren	***Hüftchakra Essenz***

1. Wurzelchakra
Amaryllis, Auferstehung, Gelbe Teichrose, Nierenchakra

1.1. Fußsohlenchakren
Regenbogen

Dieses Handbuch widme ich allen Menschen, die auf die göttlichen Heilkünste vertrauen, sie wieder fest auf der Erde verankern und mit dazu beitragen, daß unsere Kinder eine gesunde Welt frei von Krankheiten und belastenden Impfstoffen erleben.

Carola Lage-Roy

Das Handbuch der Chakrablüten Essenzen

Band II

Essenzen Nr. 31 bis 60

Lage & Roy

Die Namen der Personen wurden geändert, außer wenn die Betreffenden mit der Veröffentlichung ihres Namen einverstanden waren.

Die Ratschläge und Empfehlungen dieses Buches wurden aus der geistigen Welt empfangen und von Autorin und Verlag nach bestem Wissen und Gewissen erarbeitet und sorgfältig geprüft. Dennoch kann keine Garantie übernommen werden. Eine Haftung der Autorin, des Verlages oder seiner Beauftragten für Personen-, Sach- oder Vermögensschäden ist ausgeschlossen.
Sofern in diesem Buch eingetragene Warenzeichen, Handelsnamen und Gebrauchsnamen wie die „Chakrablüten Essenzen" verwendet werden, auch wenn diese nicht als solche gekennzeichnet sind, gelten die entsprechenden Schutzbestimmungen.

Die „Chakrablüten Essenzen" sind keine Arzneimittel.

Impressum

Carola Lage-Roy
„Das Handbuch der Chakrablüten Essenzen"
Band II
Essenzen Nr. 31 bis 60

Burgstraße 8 · D-82418 Riegsee-Hagen · Tel. 08841-4455
verlag@lage-roy.de · www.lage-roy.de

1. Auflage Dezember 2017
2., vollständig überarbeitete und erweiterte Auflage März 2021

Satz: Marion Gnadl Grafik-Design, Huglfing
Druck: Druckerei Steinmeier

ISBN 978-3-929108-34-7

Inhalt

Danksagung 7
Vorwort 9
Wie das Buch aufgebaut ist 11
Neueste Erkentnisse über Blockaden 16
Impffolgen aufspüren und behandeln 21
Durchführung einer Heilsitzung 22

Die letzten sechs der dritten 12 Essenzen

31. Auferstehungsessenz 23
32. Bonding Essenz 30
33. Hüftchakra Essenz 40
34. Essenz der Klarheit 45
35. Schulterchakra Essenz 53
36. Venus Essenz 58

Die vierten 12 Essenzen

37. Befreiungsessenz 66
38. Entspannungsessenz 74
39. Erwachen des Bewußtseins Essenz 81
40. Glücksessenz 90
41. Himmelsohr Essenz 94
42. Jungbrunnen oder Lithia Essenz 99
43. Mama Essenz 107
44. Milzchakra Essenz 113

45. Nierenchakra Essenz 119
46. Pfad des Willens 124
47. Schneebeere Essenz 130
48. Wunderbaum Essenz... 138

Die fünften 12 Essenzen

49. Amaryllis Essenz 142
50. California Dream Essenz 147
51. Currybaum Essenz 152
52. Felsenherz Essenz 157
53. Gelbe Teichrose Essenz 163
54. Lichtkerze Essenz 170
55. Mango Essenz.. 177
56. Multiple Power Essenz 184
57. Niembaum Essenz 192
58. Papa Essenz 198
59. Regenbogen Essenz... 204
60. Sirius Essenz 209

Ergänzung zur 2. Auflage 217
Heilsame Essenzenmischungen für Salben und Sprays 218
Die Chakrenzuordnung der Essenzen.......................... 224
Die Essenzen mit ihren Affirmationen......................... 225
Symptomenregister.. 226
Wie entstand das Wissen über die CBE?..................... 286
Anwendungsformen und Haltbarkeit......................... 287

Danksagung

Aus meinem Herzenswunsch nach einer einzigen Essenz, die den Menschen helfen sollte, hat sich ein überreicher Segen entwickelt. Mein Herz freut sich so in Dank an Gott und seine himmlischen Helfer. Doch die Freude ist eigentlich kaum zu beschreiben, und daher versuche ich einfach, das Gefühl in diese Worte hineinfließen zu lassen. Im Laufe der Jahre nach der Entdeckung der Chakrablüten Essenzen im Jahre 1997 ist es mir immer deutlicher geworden, daß unsere Sehnsucht nach einer besseren Welt und unser Wunsch, einen kleinen Teil dazu beitragen zu dürfen, erhört wird, aber nur wenn wir fest daran glauben.

Aber wie mir das Entstehen dieses Handbuches sehr deutlich gezeigt hat, ist alleine der Wunsch zu wenig. Wie viel Tatkraft dazu notwendig ist, hätte ich mir in meinen kühnsten Träumen nicht vorstellen können. Doch die Götter nehmen jede, auch die kleinste Bemühung, auf und schicken vielfach verstärkt die Tatkraft zurück!

Ohne treue Helfer auf dieser Seite des Vorhangs zu haben, lassen sich die göttlichen Geschenke nicht so einfach auf die physische Ebene holen. Mein Mann Ravi ist mir eine unschätzbare Hilfe, mich immer mehr in den Dienst für sie einzuüben – im bedingungslosen Vertrauen auf die schöpferische Kraft der Liebe. Er hat mit seinem unermüdlichen Fleiß, seiner Fähigkeit, sich in das Wesen der Essenzen einzufühlen und die wichtigen Zustände herauszuarbeiten, seiner schriftstellerischen Begabung und seiner wissenschaftlichen Akribie in jeder Hinsicht maßgeblich zu diesem Werk beigetragen und sollte eigentlich als Mitautor genannt werden. Ohne seine tatkräftige Unterstützung wäre das Handbuch nicht zu dem geworden, was es jetzt ist. Doch in seiner Bescheidenheit lehnte er meinen Vorschlag ab.

Immer wieder bin ich dankbar, daß uns beiden der Auftrag gegeben wurde, kraft unserer Liebe und dank unseres unerschütterlichen Glaubens das Geschenk der Chakrablüten Essenzen empfangen, austragen und großziehen zu dürfen.

Ganz herzlich danke ich all meinen KollegInnen, SchülerInnen und AnwenderInnen, die mit ihrem begeisterten Einsatz zur Entstehung dieses Werk beigetragen haben. Ich fühle mich geehrt, daß sie alle bei mir und meinem Mann lernen möchten.

Stellvertretend für viele treue Wegbegleiter möchte ich hier Doris Graz danken, die von Anfang an meine Seminare besucht und mitgeholfen hat, daß durch ihre Mitschriften keines der Symptome verlorenging. Sehr froh bin ich, Gerhard Juckoff wieder als Lektor gewonnen zu haben.

Besonders den Pflanzen- und Naturwesen, die über jede Blüte und jede Essenz wachen, sowie den großen kosmischen Wesen, die über diese Aufgabe walten, gilt mein Dank.

Vorwort

Liebe Leserin, lieber Leser,

es war ein langer Weg durch Höhen und Tiefen, bis die Zeit reif war, das „Handbuch der Chakrablüten Essenzen Band II“ über die Essenzen 31-60 endlich verfassen zu dürfen. Die besondere Zeit, in der dieses Buch erscheint, die vorweihnachtliche Adventszeit, erweckt in mir ein tiefes Gefühl der Dankbarkeit, Demut und Ehrfurcht. Acht Jahre sind vergangen, seitdem das erste Handbuch eine Welle der Begeisterung unter den Anwendern auslöste. Bald folgten Beschreibungen weiterer neuer Essenzen in der SURYA-Zeitschrift, beginnend mit der Auferstehungsessenz in der 17. Ausgabe, November 2010, mit Fallbeschreibungen und ausführlicher Symptomatik. Die Reihe wurde vor drei Jahren mit den letzten acht Essenzen, die in diesem Buch vorgestellt werden, mit unserer *SURYA Nr. 30 Lebensfreude und Selbstheilung, Zeitschrift für Homöopathie und Chakrablüten Essenzen* abgeschlossen.

Auch die bisherige Reihenfolge der Chakrablüten Essenzen (CBE) mußte neu überdacht werden. Anfangs gab es ganz klar eine höhere gottgegebene Ordnung, an die ich mich hielt. Die ersten zwölf Essenzen sind nach wie vor die wichtigsten und grundlegend für die gesamte CBE-Therapie. Die ersten 30 CBE werden weiterhin in der Reihenfolge vorgestellt, wie sie ausgearbeitet bzw. entdeckt wurden.

Durch die Arbeit an diesem Buch wurde die bisherige Anordnung nach der Entdeckungszeit pragmatisch durch eine alphabetische ersetzt. In der CBE-Ausbildung werden in fünf dreitägigen Seminarblöcken auch jeweils zwölf Essenzen durchgenommen. Hier sind die Blöcke jeweils farblich und alphabetisch gegliedert.
Bedingt durch die strukturelle Überarbeitung der Essenzen sind die grundsätzlichen und körperlichen Wirkungen detailliert herausgestellt.
Um den theoretischen Hintergrund dieser neuen Lehre umfassend umsetzen zu können, ist es empfehlenswert, sich mit dem Grundlagenwerk „Die Welt der Chakrablüten Essenzen" vertraut zu machen.
Carola Lage-Roy, November 2017

Vorwort zur 2. Auflage

Die umfangreiche Überarbeitung des Handbuchs hat mir sehr viel Freude bereitet, denn viele wertvolle Erfahrungen der letzten drei Jahre konnten nun endlich mit aufgenommen werden und stehen dem Anwenderkreis hilfreich zur Verfügung. Neu hinzugekommen ist ein Anhang mit 14 heilsamen Chakrablüten Mischungen für Salben und Sprays, Wissenswertes über die Essenzen auf Quellwasser- oder Alkoholbasis, die Haltbarkeit, eine Aufzählung der Affirmationen sowie der verschiedenen Forschungsprojekte. Das Symptomenregister wurde um elf Seiten erweitert.
Riegsee-Hagen, 20.1.2021

Wie das Buch aufgebaut ist

Jeder der 30 Essenzen liegt dieselbe Struktur zugrunde, die allerdings hinsichtlich der Länge der Beschreibung, der Anzahl an Fallbeispielen und der Unterrubriken „Anwendung“ und „Folgeessenzen“ etwas voneinander abweicht.

Über alle Essenzen gibt es inzwischen eine Fülle an Wissen, welches stetig durch jedes Seminar sowie durch die Erfahrungen bei der Anwendung erweitert wird. Dieses Buch soll dem Leser auf einfache und prägnante Weise einen Überblick über das Wirkungsspektrum der 30 Essenzen vermitteln. Die Kapitel sind wie folgt aufgebaut:

Der Name der Essenz

Der Essenzenname setzt sich aus der deutschen und lateinischen Bezeichnung zusammen. Um sich den Anwendungsbereich der Essenz leichter merken zu können, tragen sie auf die Wirkung hinweisende Begriffe wie die *Nierenchakra Essenz.*

Manchmal konnte der selbsterklärende deutsche Name *(Himmelsohr, Schneebeere)* übernommen werden. Gelegentlich wurde ein Name aus dem Reich der Feen *(Wunderbaum)* oder der Familie *(Mama Essenz, Papa Essenz)* entlehnt.

Hauptchakra

Die Essenzen entfalten ihre einzigartige, oftmals verblüffend schnell einsetzende Wirkung über die Chakren, den Energiezentren. Sie wirken über ein Hauptchakra, manchmal auch über bis zu drei Chakren. Ihre Auflistung erfolgt nach ihrer jeweiligen Wertigkeit.

Leitthemen

Neu in diesem Handbuch ist im Unterschied zum ersten die kurzgefaßte Benennung des Leitthemas bzw. der Leitthemen. Zuvor war das Leitthema ohne stichwortartige Benennung erläutert worden.

Die grundsätzliche Wirkung

Dieser Absatz entspricht im Wesentlichen dem früheren Kapitel „Leitthema“. Hier wird auch der Bezug zu dem wichtigsten Chakra hergestellt. Neu ist die gesonderte Aufführung des folgenden Abschnitts:

Die Wirkung auf den Körper

Der Abschnitt gibt die bisher bekannte Wirkung auf den Körper wieder, wobei neue Erfahrungen stets dazukommen. Denken Sie nur an die Moorfee Essenz, die fünfte. Ursprünglich hatten wir sie Mückenschutz Essenz genannt, weil sie nur gegen Mücken verwendet wurde und deren Stichfolgen linderte. Nach und nach entdeckten wir ihre heilsame Wirkung bei anderen Insektenstichen, sogar giftigen, sowohl vorbeugend als auch heilend. Erst 2012 offenbarte sie uns ihre wunderbare entgiftende Wirkung bei injizierten Toxinen, besonders Impfstoffen. Die ganze Bandbreite ihrer Wirkung ist jetzt so groß geworden, daß sie einen umfassenderen Namen verdiente, und so wurde sie zur Moorfee Essenz umgetauft.

Um ein Gefühl für die Wirkung zu bekommen, folgen im Anschluß an die Wirkung auf den Körper ein oder zwei Fallbeispiele. In der Regel stammen sie aus unserer Praxis, von Life-Fällen in den CBE-Seminaren, aber auch von Seminarteilnehmern oder Kunden, denen ich an dieser Stelle sehr herzlich für ihren Beitrag zur Erforschung der Chakrablüten Essenzen danken möchte.

Körperliche Zustände

Die Zusammenfassung ist jetzt übersichtlicher gegliedert als im ersten „Handbuch", indem die Zustände und Symptome ihrer Wichtigkeit nach unter Oberrubriken gestellt wurden.

Die geistige Wirkung

Der Geist des Menschen steht über allen Bereichen seines Seins. Dieser Absatz beinhaltet, auf welchen Teil des Geistes die jeweilige Essenz wirkt.

Seelischer Anwendungsbereich

Der seelische Zustand spiegelt wider, wie der Mensch gefühlsmäßig mit seinen Problemen zurechtkommt bzw. darauf reagiert. Auch hier wurde die Auflistung möglichst in einzelne Themenschwerpunkte untergliedert.

Anwendung und Dosierung

Grundsätzlich gilt bei der Dosierung:

- Je schlimmer und akuter der Zustand, desto häufiger muß wiederholt werden.

Zu Beginn der Behandlung mit den CBE sind die Chakren oft sehr unterversorgt mit Energie, sie saugen sich förmlich voll, und ein unwiderstehliches Verlangen nach einer Essenz kann entstehen.

- Dem Verlangen dürfen Sie gerne nachgeben.

Besonders im Umgang mit Kindern oder auch Tieren ist dies wichtig, denn diese wissen oftmals intuitiv am besten, welche Menge sie benötigen. Unter ganz besonderen Umständen möchte jemand vielleicht eine ganze Flasche auf einmal austrinken. Erfahrungsgemäß sind damit die Energiedepots wieder aufgefüllt, und es kann manchmal sogar bei einer Gabe bleiben, wenn kein Verlangen nach weiteren Tropfen besteht. Daher kann sich niemals eine Abhängigkeit von einer Essenz einstellen.

(>) Folge- und (+) Kombinationsessenzen

Zuerst sind die **Folgeessenzen** unter diesem Zeichen (>) aufgeführt. Die hier beschriebenen zweiten 30 Essenzen kommen häufig als Folgeessenzen in Betracht. Sie sind aber nicht grundsätzlich als Folgeessenzen einzusetzen, sondern immer auf den bestimmten Zustand bezogen.

Die **Kombinationsessenzen** werden bestimmten Beschwerden zugeordnet und sind mit einem Pluszeichen (+) versehen. Sie werden durch Kommata getrennt, um zu zeigen, daß sie *nicht alle zusammen gegeben werden sollen, sondern nur die, die am besten passen.*

Die Affirmation

Affirmationen sind positive Kernaussagen, die unser Unterbewußtsein auf ein Ziel einstimmen. Jede Essenz hat ihre eigene Affirmation, die auch auf dem Flaschenetikett vermerkt ist. Das laute oder leise Aussprechen birgt eine große Kraft in sich, um die Selbstheilungskräfte anzuregen. Sollten Sie einmal keine passende Essenz bei sich haben, so könnte das wiederholte Sprechen der entsprechenden Affirmation und der Glaube daran den Heilungsprozeß in Gang setzen.

Manche Affirmationen sprechen den Anwender in der Du-Form an. Damit soll das heilsame Einwirken des Pflanzenwesens auf den Menschen vermittelt werden.

Neueste Erkenntnisse über Blockaden

Seit der Veröffentlichung der ersten beiden Chakrablüten Essenzen Bücher sind viele neue Erkenntnisse über die Behandlung hinzugekommen. Mit der Zeit drängten die aufkommenden Behandlungsblockaden zum weiteren Forschen. Dabei kristallisierte sich langsam heraus, daß die Erfolgsrate stieg, wenn sich der Fokus auf mögliche Störfaktoren konzentrierte, die durch Unterdrückungen stattgefunden hatten. Durch meine homöopathische Tätigkeit war ich in dieser Hinsicht schon sensibilisiert, aber ich hatte mir anfangs nicht vorstellen können, daß die Essenzen auf diese tiefe Ebene, die sich bis in die Chromosomen erstreckt, Einfluß haben.

Zum besseren Verständnis des umstrittenen Themas „Impfungen" möchte ich Sie etwas in die Zeit zurückführen. Der deutsche Arzt *Dr. Samuel Hahnemann,* der Begründer der Homöopathie, betrachtete die Impfungen anfangs auch als einen Segen für die Menschheit. In einer Zeit, in der fast jede zweite Familie Todesopfer durch epidemisch auftretende Infektionskrankheiten wie Pocken und Scharlach zu beklagen hatte, ließ er sich von der allgemeinen Euphorie über den vermeintlichen Sieg über die Pocken anstecken. Dies umso mehr, da die Impfungen auch auf dem Ähnlichkeitsprinzip beruhen. Dieses logische Prinzip hatte er als heilsam erkannt und zur Grundlage der Homöopathie bestimmt demselben.

Doch nach der anfänglichen Begeisterung ernüchterten Hahnemann bald die vielen durch die Pockenimpfung ausgelösten Todesfälle und schweren Erkrankungen. Die Impfgeschädigten suchten Rat bei Hahnemann und anderen Homöopathen und änderten seine Sichtweise durch ihr furchtbares Schicksal. Hahnemann sah daraufhin kein Heil mehr in der schulmedizinischen Impfung, besann sich auf seine Homöopathie und suchte dort nach Möglichkeiten, das Leben seiner ihm anvertrauten Patienten zu retten und ihre Gesundheit zu schützen.

In Hahnemanns Schriften haben mein Mann und ich keinen Hinweis darauf gefunden, daß sich Hahnemann zum resoluten Impfgegner entwickelt hätte! Schließlich hatte die auf dem Contraria-Prinzip beruhende Schulmedizin, – Gegensätzliches werde durch Gegensätzliches geheilt –, zum ersten Mal das homöopathische Prinzip – Ähnliches wird durch Ähnliches geheilt – angewandt.

Zum ersten Mal war es damit zu einer Annäherung der beiden so unterschiedlichen Betrachtungsweisen und der daraus resultierenden Behandlungsmethoden gekommen. Vielleicht würden sich weitere Berührungspunkte daraus entwickeln.

Hoffte das Hahnemann? Wollte er aus diesen Gründen die neu gebildete Brücke nicht zum Einsturz bringen?

Statt sich also als „Impfgegner“ zu positionieren, widmete er sich der Behandlung der Impfgeschädigten und forschte unermüdlich weiter, um einen sicheren und nebenwirkungsfreien Schutz vor Infektionskrankheiten zu finden. Dies war ihm auch schon sehr früh beim Scharlach gelungen, wobei ihm der Zufall zu Hilfe kam und ihn ein pflanzliches Mittel zum Schutz entdecken ließ: Belladonna.

Der Schutz vor dem damals oft tödlich verlaufenden Scharlach war so hochwirksam, daß Dr. Hufeland, der Hofarzt des preußischen Königs, *Wilhelm II.,* davon überzeugen konnte. Dieser erließ daraufhin ein Dekret und setzte Hahnemanns homöopathischen Schutz für ganz Preußen durch.

Hahnemann fand nach demselben Heilprinzip auch Schutzmittel vor der asiatischen Cholera, wodurch er sich nicht nur die uneingeschränkte Achtung und den Respekt seiner Patienten sondern auch eines Teils der schulmedizinischen Ärzteschaft sicherte. Zudem ermöglichten seine genialen Entdeckungen zum Schutz der Menschheit die weltweite Verbreitung der Homöopathie. In Indien hat die Homöopathie sogar denselben Stellenwert wie die Allopathie und ist per Gesetz in jedem von der Regierung geführten Krankenhaus vertreten.

Welche Bedenken bestehen bei der schulmedizinischen Impfung?

Das Prinzip, auf dem die Impfung beruht, entspricht dem der Homöopathie, doch wie es bereits *Paracelsus* formuliert hatte, ist es die Dosis, die einen Stoff zum Gift macht. Eine Verdünnung des Impfstoffes wäre die notwendige Lösung gewesen, wie sie sich später Homöopathen zunutze machten, indem sie erst den Krankheitserreger und später auch den Impfstoff potenzierten.

Die extreme Gefährlichkeit der Pockenimpfung wurde sehr schnell in den gebildeten Kreisen bekannt, und der Kampf zwischen der Pharmaindustrie und den Autoritäten, die diese Gefahr bekannt machen wollten, wurde ernst. Die Pharmaindustrie tat alles, um die Gefahren zu vertuschen und dadurch viel Geld zu verdienen.

Napoleon wußte, daß die Pockenimpfung bei schwächeren Menschen tödlich wirken kann. Er benutzte dieses Wissen als *Ausleseverfahren*, um die schwachen Bürger auszurotten und die übriggebliebenen Starken für seine Armee zu rekrutieren. Seine Logik: Nur der Starke überlebt die Pockenimpfung bzw. wird keine schweren Folgen haben. Aus dem Grund machte er die Pockenimpfung zur Pflicht und ließ alle Kinder impfen, so daß nur die starken heranwachsen konnten.

Bald jedoch wurde der auf den Kuhpocken basierende Pocken-Impfstoff mit anderen krankmachenden Bakterien und Viren verseucht, vorzüglich von der Syphilis. Als Ende des 19. Jahrhunderts weitere Impfstoffe produziert wurden, kamen giftige Zusatzstoffe hinzu. Manche dieser Stoffe sind schon in sehr geringen Mengen hochtoxisch wie Quecksilber. Die in den Energiesparlampen freigetzten Quecksilberdämpfe schädigen das Gehirn. Dieses hochgradige Nervengift wird nun Säuglingen direkt ins Blut injiziert und findet dadurch Zugang ins Gehirn, wo es sich ablagert und einen Zerstörungsprozeß auslöst. Die Impfungen werden nicht nur einmal im Leben eines Kindes durchgeführt, sondern immer wieder und sogar in Verbindung mit anderen Giften, die das Gehirn und die Organe noch mehr schädigen. Die Folgen sind irreparable Schädigungen des Nervensystems, mit denen wir als Homöopathen und CBE-Therapeuten konfrontiert sind, weil sie unsere Mittel blockieren.

Bisher gab es in der Homöopathie keinen Test für Patienten, um eine Toxinbelastung durch Zusatzstoffe in Impfstoffen aufzuzeigen. Mit den Chakrablüten Essenzen, besonders in Salbenform, ist dies nunmehr für alle auf ganz einfache Weise zuhause möglich. Man muß nur hinspüren und seinem eigenen Gefühl vertrauen; eine ganz persönliche Erfahrung, die einem niemand nehmen kann.

Impffolgen aufspüren und behandeln

Wenn Sie wisssen möchten, ob und welche Spuren die Impfungen bei Ihnen und Ihren Kindern hinterlassen haben, führen Sie den *Test mit der Moorfeee Salbe* durch. Die Salbe kann nach dem Prinzip der Ähnlichkeit an den Impfstellen aufgetragen werden, auch wenn die Einstichstellen nicht mehr sichtbar sind. Im Zellgedächtnis ist die Störung so lange gespeichert, bis sie aufgelöst wird.

Die Durchführung des Tests:

Salben Sie die vermuteten Impfeinstichstellen mit der *Moorfee Salbe* ein. Als Reaktion können sich lokale oder spezifische Symptome auch an anderen Körperstellen zeigen; ein Hinweis auf kleine oder größere Impffolgen.

Die Behandlung:

Tragen Sie die *Moorfee Salbe* 1-2 mal täglich auf die Impfeinstichstellen auf. Zusätzlich können Sie zur Entgiftung 2 x 2 Tropfen der *Moorfee Essenz* einnehmen. Im Laufe der Entgiftung können ähnliche Reaktionen auftreten wie nach der Impfung, jedoch abgeschwächt. Das Auftragen der *Moorfee Salbe* auch an den betroffenen Körperstellen fördert den Heilungs- und Entgiftungsprozess, der sich über mehrere Wochen oder manchmal Monate erstrecken kann. Aus diesem durch die Chakrablüten Essenzen ermöglichten segensreichen Prozeß gehen Sie und Ihre Familie geheilt und gestärkt hervor.

Durchführung einer Heilsitzung

Eine Heilsitzung kann auch mit einer Chakrablüten Essenzen TherapeutIn durchgeführt werden, der oder die erkennt, welche Essenzen für die Weiterbehandlung oder zum Auflösen von Blockaden angezeigt sind. Die Sitzung verstärkt und beschleunigt die heilsame Wirkung der Chakrablüten Essenzen. Nehmen Sie sich dafür etwas Zeit.

- Setzen Sie sich entspannt aufrecht hin, möglichst ohne den Rücken anzulehnen. Erden Sie sich, indem Sie mit Ihren Fußsohlen den Kontakt zum Boden spüren und mit Ihrem Gesäß den Stuhl unter sich wahrnehmen. Nun atmen Sie tief durch und geben einen oder mehrere Tropfen auf Ihren Handrücken und schlecken diese ab.

- Richten Sie Ihre Aufmerksamkeit auf den Ort der Beschwerden und wünschen Sie sich Heilung, bedingungslos, ohne etwas Bestimmtes zu erwarten. Überlassen Sie jetzt alles weitere den geistigen Kräften, die in diesem Moment durch die Essenz wirken.

- Indem Sie in Liebe die Affirmation sprechen, können Sie den nun eingeleiteten Heilungsprozess verstärken.

- Zum Abschluss der Heilsitzung bedanken Sie sich bei den geistigen Kräften für Ihre Heilung.

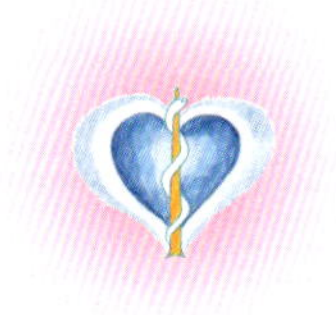

31. Auferstehungsessenz

Fichte – Picea abies

Hauptchakren

Wurzelchakra – erstes Chakra
Herzchakra – viertes Chakra
Scheitel-/ Kronenchakra – siebtes Chakra

Leitthemen

Sich wie ein gefällter Baum fühlen
Allergien
Angst vor Ansteckung

Die grundsätzliche Wirkung

Die *Auferstehungsessenz* kommt für Zustände in Frage, in denen man sich wie ein gefällter Baum fühlt und zu nichts mehr aufraffen kann. Dies kann eine akute Reaktion auf ein unverträgliches Nahrungsmittel sein (Gluten) oder während bzw. nach einer schwächenden Krankheit auftreten. Alles um einen herum versinkt im Chaos, aber man hat nicht die Kraft, das Chaos zu lichten. Stattdessen nimmt eine große Trägheit und Verzweiflung von einem Besitz, als ob man von sich selbst „verrückt" sei, neben sich stünde oder ein unklares Gefühl über sich selbst habe.

Dem Verzweifelten schenkt die *Auferstehungsessenz* Hoffnung und richtet ihn wieder auf. Das kann sich sowohl auf körperliche Zustände wie in der Rekonvaleszenz, nach Operationen, Fastenkuren etc. auswirken als auch bei totaler Erschöpfung durch Überarbeitung oder emotionalen Streß.

Sie hilft auch, sich abzugrenzen und durchzusetzen, indem sie einen gut erdet.

Die Wirkung auf den Körper

Wohltuend kann die *Auferstehungsessenz* bei sehr heftigen Kopfschmerzen sein, die vom Hinterkopf ausgehen und ins Auge strahlen. Der Druck kann so heftig sein, daß man sich am liebsten das Auge herausnehmen würde.

Bei schlimmen Heuschnupfenattacken mit heftigem Augenbrennen leistet sie gute Dienste, wenn der Anfall durch das *Juwel der Essenzen* nicht mehr in den Griff zu bekommen ist. Die starke allergische Reaktion des Menschen auf Pollen ist durch heftiges Niesen, Schneuzen oder Jucken der Augen gekennzeichnet. Aus dem Grund sollte beachtet werden, daß der Schweregrad der Allergie bei der *Auferstehungsessenz* hoch ist. Bei sehr leichten Heuschnupfenanfällen können die Symptome mit dieser Essenz manchmal sogar kurz aufflammen, was als ein Hinweis des Körpers zu deuten ist, daß das *Juwel der Essenzen* in diesem Fall besser paßt. Die kurz verstärkten Beschwerden vergehen zwar meist nach der ersten Gabe vom *Juwel der Essenzen*, jedoch braucht der Mensch die Essenz länger, um die Veranlagung zu Heuschnupfen in Ordnung zu bringen.

Die *Auferstehungsessenz* kann hilfreich sein, um die innere Zerstörungstendenz loszulassen, wie sie bei Allergien vorkommen kann, die durch Impfungen verursacht sind.

Sie hat sich auch als Erkältungsschutz bei Menschen bewährt, die große Angst vor ansteckenden Krankheiten haben.

Fallbeispiel:
Schwindel durch Kontakt mit CT
Eine Frau hatte seit vier Jahren Schwindel, der erstmals auftrat, während sie ihre Tochter bei einer Computertomographie an den Füßen hielt, weil sie das Gefühl hatte, das CT täte ihrer Tochter nicht gut. Wenige Stunden danach ging es der Mutter schlecht,. Sie hatte das Gefühl, als würde ihr das Blut in den Adern gefrieren und war wie außer Gefecht gesetzt. Seitdem war ihr beim Liegen in Rückenlage schwindlig. Mit der Einnahme der Auferstehungsessenz *verschwand der Schwindel.*

Körperliche Zustände

Große Schwäche

- Während oder nach zehrenden Krankheiten
- Tumoröse Geschehen
- Verlust von Körperflüssigkeiten
- So schwach, kann sich kaum mehr aufrichten

Allergien, auch impfbedingte

- Allergien allgemein
- Asthma
- Heuschnupfen mit heftigsten Niesattacken und Augenbrennen
- Glutenallergie

Atemwege

- Nasennebenhöhleninfekte
- Engegefühl im Hals, Schnarchen, Atemnot
- Krupphusten, weitet die Luftröhre

Zähne

- Parodontose
- Zahnschmerzen
- Zahnherde, Schmerzen in den Kieferknochen

Sonstiges

- Hinterkopfschmerzen strahlen ins Auge

- Schwindel
- Herzschmerzen, verengte Herzkranzgefäße
- Sehnenbeschwerden an Daumen und Fingern
- Stechende Kreuzschmerzen
- Schutz vor Röntgenstrahlen, z.B. Computertomographie (CT), und deren Folgen
- Frühchen, schwach, entwickeln sich nur langsam

Die geistige Wirkung

Im Großen und Ganzen fördert die *Auferstehungsessenz* das Bewußtsein für sich selbst und ist daher vorteilhaft für Menschen, welche aus diesem Verantwortungsbewußtsein heraus die Natur schützen wollen. Nach dem Gesetz der Polarität ist sie aber auch für Menschen geeignet, die überhaupt keinen Sinn für den Schutz der Natur haben, die ihre eigene Natur, ihre Gefühle, ihre Sensibilität unterdrücken und dadurch zu schweren Herzerkrankungen neigen können.

Die Essenz verleiht einem die Kraft, sich mit den verblassten Wünschen auseinanderzusetzen und die eigenen Gefühle nicht mehr zu unterdrücken, sondern der Macht des Glaubens wieder zu vertrauen. Auch gibt sie einem den Mut, sich verbal abzugrenzen.

Auferstehungsessenz

Seelische Anwendungsbereiche

- Gibt Hoffnung und richtet auf
- Auferstehung der Wünsche, die in einem eingeschlafen oder zertrampelt sind
- Fühlt sich wie ein gefällter Baum
- Sich kaputt fühlen durch Groll oder Streß
- Höhen- und Flugangst
- Gefühlsleben abgestumpft
- Überbesorgt um die Zerstörung der Natur
- Gleichgültig gegenüber Umweltzerstörungen
- Sensibilität gegenüber zerstörerischen Menschen und Energien herabgesetzt
- Übersensibel gegenüber geringster Disharmonie

Anwendung und Dosierung

Prophylaxe vor grippalen Infekten, wenn große Angst vor Ansteckung besteht: 3 x 2 Tropfen

Ölziehen: Bei *Parodontose* und *beherdeten Zähnen* mit der Auferstehungsessenz Ölziehen zur Reinigung des Mundraums. Zur Unterstützung empfiehlt es sich, auch die *Zellessenz* und die *Waldfee Essenz* einzusetzen: Jeweils einen Tropfen der Essenzen auf einen Eßlöffel Sonnenblumenöl geben und damit zehn Minuten den Mund spülen. Anschließend das Öl ausspucken, und die Zähne gut putzen.

Bei *Allergien* und *Immunschwächekrankheiten* ist zusätzlich die Entgiftung von Impftoxinen mit der Moorfee Salbe und anderen Essenzen wichtig: Die *Moorfee Salbe* für mehrere Wochen bis Monate zweimal täglich auf die Impfeinstichstellen auftragen, auch wenn diese nicht mehr sichtbar sind.

(>) Folge- und (+) Kombinationsessenzen

Ähnlich: Einfrieren der Gefühle
> *Schneebeere*

Naturschützer, die durch die Zerstörung der Natur depressiv werden
\+ *Tränendes Herz*

Heuschnupfen, nur schwere Verläufe (ansonsten paßt das *Juwel der Essenzen* besser)
> *Glücksessenz, Moorfee Essenz, Tränendes Herz*

In der Erholungsphase nach einer Krankheit
> *Magnetische Essenz, Zellessenz*

Schutz vor ansteckenden Krankheiten
> *Kelch des Lebens, Herz-* und *Leberchakra Essenz*

Affirmation:
„Der Glaube versetzt Berge!"

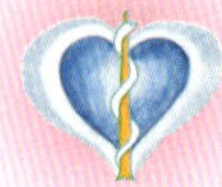

32. Bonding Essenz

Weißbuche – Fagus sylvestris

Hauptchakra
Nabelchakra – drittes Chakra

Leitthemen
Bindung – Bonding
Glutenunverträglichkeit

Die grundsätzliche Wirkung

Das englische Wort für „eine Bindung aufbauen" heißt „Bonding" und bezeichnet eine intakte Mutter-Kind-Beziehung, die ihren Anfang gleich nach der Geburt nimmt. Der eigentliche Bondingprozeß mit unserem Schöpfer beginnt aber schon mit der Zeugung. Nur durch diese Verbundenheit ist es möglich, daß Leben entsteht.

Wenn im weitesten Sinne im seelischen oder körperlichen Bereich Bindungen gestört sind, leistet die *Bonding Essenz* gute Dienste. In erster Linie wirkt sie über den Nabel auf den Verdauungstrakt. Der Embryo erhält seine Nahrung über die Nabelschnur. Unser Körper mit all seinen Organen, Drüsen und Nervenzentren arbeitet unser ganzes Leben lang in einer harmonischen Beziehung mit allen Zellen zur bestmöglichen Gesundheit des Menschen. Dank dieser engen Bindung ist eine optimale Versorgung unseres Organismus möglich. Die *Bonding Essenz* fördert liebevolle Bindungen auf allen Ebenen und macht es damit möglich, die eigenen Bedürfnisse wahrzunehmen und sich wieder mit denen zu verbinden, denen wir unser Leben zu verdanken haben – wie im Himmel so auf Erden.

Eine Störung des Bondingprozesses in den ersten Lebensjahren wirkt sich auf den ganzen Organismus aus und verhindert die Aufnahme und Verbindung bestimmter Nahrungsstoffe. Wichtige essentielle Bausteine fehlen, um die Nahrung, vor allem Gluten (Klebereiweiß), aufzuspalten und optimal zu verwerten. Weitere Störfaktoren wie z.B. Medikamente, Impfstoffe oder Quecksilber (Amalgam) verschlimmern die Situation und lösen nach dem Essen die typischen Symptome wie Übelkeit, Blähungen, Durchfall und Müdigkeit aus.

Die Wirkung auf den Körper

An einer Glutenunverträglichkeit leiden heutzutage sehr viele Menschen, und ihre Zahl nimmt weltweit in einem enormen Ausmaß stetig zu. Durch Genmanipulation wurde in Weizen, Dinkel, Roggen, Hafer und Gerste unter anderem ein Insektizid hineingezüchtet, das auch als Rattengift fungiert, um das Getreide vor Schädlingen zu schützen. Es handelt sich also nicht mehr nur um eine Allergie gegen Gluten, sondern könnte auch eine natürliche Schutzmaßnahme unseres Organismus gegenüber dem mit Rattengift kontaminierten Getreide sein.

Der Körper vermag jedoch mithilfe der Bonding Essenz über das Nabelchakra diesen Assimilationsdefekt bzw. die schleichende Vergiftung mit Insektiziden wieder auszuleiten und sich zu erneuern.

Bei der Glutenunverträglichkeit können alle nur denkbaren Zustände auftreten, die ihre Ursache im Darm haben: von Überdrehtheit bis zur völligen Stumpfheit, von Schlaflosigkeit bis zur Schlafsucht, Schilddrüsendysfunktion, Kopfschmerzen, Übelkeit, Sodbrennen, Schwindel, Wasseransammlungen (Ödeme), Kleinwüchsigkeit, Konzentrations- und Lernstörungen usw. Da Gluten auch vielen Medikamenten und Impfstoffen beigefügt ist, können diese das Krankheitsbild wesentlich verschlimmern und die Therapie erschweren. Schulmedizinich gesehen gilt eine Glutenunverträglichkeit als unheilbar.

Auf eine Glutenallergie können Sie sich selbst testen, indem Sie mindestens für eine Woche das Gluten aus Ihrer Nahrung weglassen. Manche Menschen reagieren erst nach vier bis sechs Wochen auf die Eliminierung des Glutens aus der Nahrung. Gluten ist in vielen Nahrungsmitteln enthalten: Brot, Nudeln, Kuchen, Bier, aber auch in Kartoffel- und Maischips, Schokolade, Eis, Fruchtjoghurt etc. Sollten Sie sich durch das Weglassen allgemein leistungsfähiger fühlen und mehr Energie haben, so wissen Sie jetzt, daß Ihnen das Gluten nicht guttut. Eine Kur mit der *Bonding Essenz* und der *Bauchwohlsalbe* kann die Unverträglichkeit auf ein erträgliches Maß reduzieren.

Fallbeispiel: Hitzeunverträglichkeit durch Gluten

Föhnwind im Voralpenland löste bei einem Wanderer, der Pizza und Brot über alles liebte, einen unangenehmen Hitzestau in den gefütterten Schuhen aus, unter dem der ganze Körper litt, da er nicht schwitzen konnte. Nach der Einnahme eines Tropfens der Bonding Essenz *fingen seine Füße an zu schwitzen, brannten nicht mehr und kühlten auf ein erträgliches Maß ab. Bemerkenswert war, daß auch sein ganzer Körper anfing leicht zu schwitzen, was bei Anstrengung sonst kaum geschah.*

Der Körper konnte das für den Wanderer toxische Gluten nicht verwerten. Seine Zellen waren wie verklebt und nicht in der Lage, die im Körper entstandene Hitze nach außen abzuleiten. Mit der Bonding Essenz *öffneten sich seine Poren, und die Hitze konnte entweichen.*

Körperliche Zustände

Glutenunverträglichkeit (Zöliakie, Sprue)

- Heißhungerattacken auf Weizenbzw. glutenhaltige Getreideprodukte (Brot, Nudeln) mit Übelkeit, Blähungen, Durchfall, bleierner Müdigkeit, Unwohlsein und Hitzeunverträglichkeit
- Juckreiz oder Kribbeln an den Füßen
- Zungenbrennen

Temperaturanpassungsprobleme

- Beschwerden durch Hitze: Venenprobleme, Ödeme an Händen und Füßen, Hitze oder starkes Frieren, kann nicht schwitzen

Bauch und Nabel

- Übelkeit in der Schwangerschaft
- Koliken, Dreimonatskoliken, Stiche im Darm
- Bauchatmung eingeschränkt

Sonstiges

- Ohrenschmerzen: Nebengeräusche stören sehr
- Engegefühl um Herz oder Hals, Schmerzen wie von einem Band
- Starkes Verlangen nach Süßigkeiten
- Ziehen unter Schulterblättern
- Brennen im Rücken, Kribbeln in der Niere

Die geistige Wirkung

Das Nabelchakra

Allgemein betrachtet hat dieses Chakra sehr stark unter der momentanen Entwicklung der Menschheit gelitten, die sich immer mehr von ihren hohen Idealen und Werten entfernt und ihre eigene menschliche Ordnung aufgestellt hat. Umso wichtiger ist es, das Nabelchakra zu stärken und es wieder in die vorgegebene Ordnung der sieben Hauptchakren einzubinden.

Aus dieser Perspektive gesehen, ist es kein Zufall, daß heutzutage so viele Menschen Schwierigkeiten mit dem Gluten im genmanipulierten Getreide haben. Die Auseinandersetzung damit gehört mit zum momentan notwendigen Entwicklungsprozeß, um solchen Manipulationen ein Ende zu bereiten. Eine Glutenunverträglichkeit kann mit der Schwierigkeit verbunden sein, zu viele Eindrücke auf einmal verarbeiten zu wollen oder sich neuen Situationen zu stellen.

Indem wir uns wieder mit der göttlichen Ordnung verbinden, ermöglichen wir allen Organen, Drüsen und Nervenzellen, in einer guten Verbindung miteinander zu stehen, und können so auch unsere tiefen Bedürfnisse wieder wahrnehmen. Endlich können wir auch die Suche nach einer Gebrauchsanweisung fürs Leben aufgeben, von der wir gehofft hatten, sie im Äußeren zu finden. Die Individualität jedes einzelnen Mitmenschen kann jetzt auf einer sehr tiefen Ebene akzeptiert werden, weil wir unser eigenes Selbst als etwas Einmaliges und Besonderes akzeptieren. Es gibt keine Notwendigkeit mehr, sich und seine wahren Bedürfnisse zu verleugnen. Nun brauchen wir auch nicht mehr dem Massenbewußtsein zu folgen, in der nicht zu stillenden Begierde, irgendwann „normal" zu sein.

Ein gut ausgebildetes Nabelchakra kann von einer herzlichen Beziehung während der embryonalen Phase zur Nahrung spendenden Mutter zeugen. Eine der möglichen Ursachen für eine Störung des Nabelchakras kann eine zu frühe Abnabelung von der Mutter sein. Auch längeres Schreienlassen des Babys, nicht auf die Bedürfnisse des Kleinkindes eingehen, längere Abwesenheit der Mutter in den ersten drei Lebensjahren oder depressive Verstimmungen der Mutter schwächen das Nabelchakra, das uns mit der göttlichen Schöpferkraft und unseren Ahnen verbindet. Werden Mutter und Kind in der empfindlichen Phase des frühesten Kontakts getrennt, ist der Bondingprozeß gestört. Diese Menschen können unter der Angst leiden, daß ihnen das Liebste genommen wird, was sie daran hindert, sich auf tiefe Beziehungen einzulassen. Um dieses Defizit auszugleichen, sind sie stets auf der Suche nach Sicherheit, die sie in äußeren Dingen zu finden glauben. Doch der Schein trügt. Sicherheit kann niemals im Außen gefunden werden. So besteht bei diesen Menschen die Tendenz zu Unersättlichkeit, chronischer Unzufriedenheit und Unselbständigkeit. Dies kann sich einerseits in Maßlosigkeit äußern, andererseits können sich die Betroffenen nicht wirklich in die Arme der oder des Geliebten fallen lassen und auch die eigenen Kinder nicht bedingungslos so annehmen, wie sie sind. Für junge Mütter, denen das Bonding-Gen verloren gegangen ist, wäre die *Bonding Essenz* eine Hilfe, ihre Angst oder Abneigung vor einer engen Bindung zu überwinden.

Liebevolles Gehaltenwerden ist für die Entwicklung des Kindes äußerst wichtig und vermittelt Sicherheit und Geborgenheit. Bei manchen indigenen Völkern binden sich die Mütter das Baby an den Leib, um es bei der Arbeit dabei zu haben. Im Westen hat sich daraus die Festhaltetherapie entwickelt. Wie alles mißbraucht werden kann, so kann auch das gutgemeinte, liebevolle Halten zu einem zwanghaften Festhalten verdreht werden. Einer unsicheren Mutter kann dies eine ideale Gelegenheit bieten, sich am Kind festzuhalten, sich hinter ihm zu verstecken und selber nicht ins Leben zu treten. Wenn die Liebe nicht in frühester Kindheit erfahren wurde, ist die *Bonding Essenz* ein Segen sowohl für die Mutter als auch für das in seiner Freiheit und Entwicklung eingeschränkte Kind.

Seelische Anwendungsbereiche

- Ermutigt, Veränderungen zuzulassen
- Verleiht eine innere Stärke, so daß einen nichts aus der Fassung bringt
- Sich leicht in seiner Ruhe gestört fühlen
- Große Geräuschempfindlichkeit
- Schwierigkeiten, viele Eindrücke zu verarbeiten
- Depressionen infolge Eßproblematik mit Gluten
- Zwanghaftes Essenmüssen beim sich Alleinfühlen
- Gefühl, zu kurz zu kommen und sich viel einverleiben zu müssen
- Angst, dick zu werden
- Ordnungsliebend, rückt alles an den richtigen Platz
- Sich nicht fallen- oder loslassen können
- Gefühl, in ein Loch zu fallen
- Sorgen um die Finanzen
- Prüfungsangst mit dem Gefühl, ein Brett vor dem Kopf zu haben

Anwendung und Dosierung

Bei einer Glutenunverträglichkeit sollten 1-3 Tropfen der *Bonding Essenz* über einen längeren Zeitraum von einigen Monaten vor dem Essen eingenommen werden. Anfänglich glutenhaltige Nahrungsmittel sehr reduzieren, aber nicht ganz weglassen. Bei akuten Beschwerden die

Essenz nach dem Essen wiederholen. Sollten sie hartnäckig sein, ist die zusätzliche Anwendung der *Bauchwohlsalbe* (aus *Auferstehung, Bonding* und *Hüftchakra Essenz)* empfehlenswert. Sie wird morgens und abends sanft auf dem Bauch verteilt. Diese Essenzen können ebenfalls eingenommen werden.

Eine *harmonisierende Kur* für das Nabelchakra und den Solarplexus können Sie folgendermaßen durchführen:

1. *Solarplexus Salbe* auf den Solarplexus auftragen,
2. *Bonding Salbe* auf den Bauchnabel und
3. *Jacumbofee Salbe* auf die Mittelachse des Bauches, um den Solarplexus und das Nabelchakra wieder miteinander zu verbinden.

(>) Folge- und (+) Kombinationsessenzen

> Die *Bonding Essenz* folgt der *Solarplexus Essenz.*

Bei Leberschädigung durch Getreideallergie
> *Leberchakra Essenz*

Wellenförmige Bauchschmerzen nach dem Verzehr von konventionell angebautem Getreide oder viel Süßigkeiten
\+ *Sunrise Essenz*

Affirmation:

„Für Gott ist nichts unmöglich, glaube nur!“

Hüftchakra Essenz

33. Hüftchakra Essenz

Alant – Inula helenium

Hauptchakren

Hüftchakren

Wurzelchakra – erstes Chakra

Leitthema

Erwachen der Wertschätzung

Die grundsätzliche Wirkung

Das Gefühl für die Wertschätzung des Lebens auf diesem Planeten ist erwacht, und der Begriff ist nun geläufig geworden. Waren wir nicht wie in einen tiefen Schlaf versetzt, in dem kein Bewußtsein für die höheren Werte mehr herrschte? Die *Hüftchakra Essenz* vermag uns dabei zu unterstützen, uns unserer Werte wieder bewußt zu werden, sie kennenzulernen, zu achten und danach zu leben.

Es sind die Hüften, die uns würdevoll tragen und Oberkörper und Beine geschmeidig miteinander verbinden. Was wertgeschätzt wird, pflegt der Mensch gerne mit Achtung und Liebe. Die Hüften, geölt mit dem Lebenselixier, was aus dem Sich-Selbst-Wertschätzen entsteht, bewegen sich im Rhythmus des Lebens. Sie behalten so ihre volle Funktion bis ins hohe Alter und machen eine Hüftoperation undenkbar.

Die Wirkung auf den Körper

Da der Beckenboden in Resonanz mit dem Mundboden steht, zeigt die Essenz auch eine Wirkung auf verspannte Kiefergelenke. Abends eingenommen kann sie daher wie eine Art Beißschutz für die Zähne oder bei einem verschobenen Biß eingesetzt werden.

Die *Hüftchakra Essenz* stärkt den Bereich ums erste Chakra und Steißbein, fördert die Durchblutung von Becken und Genitalien und ist hilfreich für Menschen, die wegen eines Kältegefühls im Unterleib mit einer Wärmflasche ins Bett zu gehen pflegen.

Körperliche Zustände

Hüftbeschwerden

- Angeborene Hüftgelenksluxation, Arthrose
- Vermeiden einer Hüftgelenksprothese

Hüftgelenksdysplasie

- Stärkt die Verwurzelung im Becken
- Fördert die Durchblutung des Beckens

Sonstiges
- Geschlechtsorgane
- Verdauungstrakt
- Glutenunverträglichkeit: Schmerzen im Daumengrundgelenk
- Mund, Zähne, Zusammenbeißen der Kiefer
- Kieferfehlstellung, verschobener Biß

Die geistige Wirkung

Die Essenz fördert ein bewußteres Eßverhalten und mehr Achtsamkeit in Hinblick auf die Qualität der Lebensmittel. Wer nicht so sehr auf Quantität fixiert ist, sondern sein Augenmerk auf die Qualität legt, wird auch leichter abnehmen können.

Sobald Sie sich entschließen, sich selber und Ihrem Umfeld mehr Wertschätzung zu geben, wird es zu einer Trennung von Personen kommen, die Ihnen mangelndes Wertgefühl entgegenbringen. Sie erwachen wie aus einem tiefen Schlaf und hören auf, sich nach etwas zu verzehren, denn Sie erkennen, daß Sie das so heiß ersehnte Objekt gar nicht mehr benötigen.

Kinder, die sich nicht gewertschätzt fühlen, wenn sie etwas zu sagen haben, können zu nächtlichem Einnässen neigen

Fallbeispiel:
Erwachen der Wertschätzung

Eine Frau, die immer minderwertiges und billiges Fleisch im Supermarkt gekauft hatte, kam unter der Einnahme der Hüftchakra Essenz *auf die Idee, doch einmal Biofleisch zu probieren. Sie war ganz überrascht, daß dieses „richtig nach Fleisch" schmeckte. Die* Hüftchakra Essenz *verlieh ihr immer mehr Kraft, sich wieder für die essentiellen Werte in ihrem Leben einzusetzen, und sie entwickelte ein ganz neues Lebensgefühl. Schließlich entschloß sie sich, ihren Mann nach 20-jähriger Ehe zu verlassen, zum Nachbarn zu ziehen und Seminare über alternative Heilmöglichkeiten zu besuchen.*

Seelische Anwendungsbereiche

- Die eigene Mitte finden
- Wankelmut entgegenwirken
- Fördert bewußteres Eßverhaltens
- Hilft, eine unpassende Umgebung zu verlassen
- Stärkt den Mut, beleidigende, demütigende Menschen zu meiden oder sich von ihnen zu trennen
- Für Kinder, die sich nicht gewürdigt, gewertschätzt fühlen, wenn sie etwas sagen möchten

Anwendung und Dosierung

Bei starken Schmerzen in den Hüftgelenken sollten die Hüften zusätzlich zur innerlichen Einnahme der *Hüftchakra Essenz* mindestens zweimal täglich mit der *Hüftchakra Salbe* eingecremt werden. So kann sie in tiefe Gewebeschichten gezielt heilsam einwirken.

(>) Folge- und (+) Kombinationsessenzen

Wer mit beiden Beinen im Leben steht und seinen Standpunkt gut vertreten kann, wird kaum Probleme mit seinem Becken und den Hüften haben. Sollte es aber doch dazu kommen, kann es ratsam sein, vor dem Einsatz der *Hüftchakra Essenz* erst die Wirbelsäule mit der *Magnetischen Essenz* aufzurichten und dort vorhandene Blockaden aufzulösen.

Geradestellung der Wirbelsäule
+ *Magnetische Essenz*

Bei Gewebsveränderungen zum Aufbau des Hüftgelenks
+ *Zellessenz*

Glutenunverträglichkeit
+ *Auferstehungsessenz* + *Bonding Essenz*

Affirmation:
„Rufe zum Himmel!"

34. Essenz der Klarheit

Knotige Braunwurz,
Skrophelkraut – Scrophularia nodosum

Hauptchakra

Stirnchakra oder drittes Auge – sechstes Chakra

Leitthemen

Ein Leuchtfeuer, das die Unwahrheit verzehrt

Knotenartige Beschwerden

Die grundsätzliche Wirkung

Die Essenz ist für Menschen hilfreich, die dazu neigen, das zu verbreiten, was nicht ganz der Wahrheit entspricht, wodurch möglicherweise anderen geschadet wird. Sie haben Angst vor der Wahrheit und möchten sie nicht hören. Dabei sind es in Wirklichkeit die Halbwahrheiten, die uns schaden. Was als so bedrohlich beim Hören der reinen Wahrheit empfunden wird, entsteht durch das Unvermögen, die Wahrheit zu konfrontieren und dadurch möglicherweise ein tiefes Trauma zu erleiden. Daher sind solche Menschen mit Jesus Worten: „Die Wahrheit wird euch frei machen!“ im Grunde nicht einverstanden, auch wenn sie oft nach außen genau dies vehement befürworten.

Wie wahrhaftig Jesu Worte sind, läßt sich am Einsatzbereich der *Essenz der Klarheit* ermessen: Sie schafft Klarheit im Geist, im Gefühlsleben und beim Sehen. Sie räumt Verunreinigungen aus und entzieht dem Milieu zur Ausbreitung von gefährlichen Krankheitskeimen den ungesunden Morast bzw. die Verknotungen, in denen sich die virulenten Erreger gerne verstecken.

Eine Krankenhausstation frei von hochpathogenen Erregern zu halten, indem die Zimmer steril gehalten werden, ist illusorisch, denn die Krankheitserreger entwickeln sich im Menschen. Je mehr Chemie und Antibiotika zur Keimausrottung eingesetzt werden, desto eher fühlen sich die Erreger zum Mutieren veranlaßt, um zu überleben. Dadurch gedeihen sie und werden erst richtig mächtig und virulent. Gefährlich sind sie aber nur dann, wenn weiter in den alten Denkmodellen verharrt wird.

Der vernünftige Weg besteht darin, das Immunsystem durch heilsame positive Kräfte zu stärken, welche die hochgradig erbosten und feindlichen Wüstlinge friedlich umstimmen. So mancher Patient, dem das Vertrauen in die Selbstheilungskräfte gefehlt hat und der sich stattdessen bedingungslos der Technik anvertraute, hat diesen Schritt teuer mit seiner Gesundheit bezahlen müssen. Die neuesten Superantibiotika sind so hochtoxisch, daß der Mensch sehr bald unter ihrer Wirkung beginnt, sich aufzulösen. Manchmal sind viele Operationen und sehr hohe Antibiotikagaben nötig, um den Angriff der Keime abzuwehren. Entweder kommen die Keime zurück oder sie gehen in den Untergrund und verknoten sich in den tieferen Schichten.

Dieses Steckenbleiben in der Unwahrheit, bzw. die Angst vor der Wahrheit, führt zu Verknotungen in Körper und Geist, die sich als unangenehmes *Knotengefühl* äußern kann.

Die Wirkung auf den Körper

Die Essenz kann für Menschen hilfreich sein, die Hör- oder Sehprobleme haben, weil sie vor der Wahrheit lieber die Ohren oder Augen verschließen. Ihre Ohren verstopfen leicht durch eine Überproduktion von Ohrenschmalz oder Absonderungen, die eitrig werden und manchmal die Gehörknöchelchen durch Karies zerfressen.

Aufgrund des nicht Hören- oder Sehenwollens werden auch gefährliche, antibiotikaresistente Bakterien im Krankenhaus schwer wahrgenommen. Die *Essenz der Klarheit* stellt sich zur Verfügung, um Menschen vor bedrohlichen Krankheitserregern zu schützen oder sie von diesen Keimen zu befreien. Ihre reinigende Kraft kann wie ein Lichtstrudel wahrgenommen werden, der die ganze Wirbelsäule erhellt.

Fallbeispiele:

1. Ansteckung mit virulenten Krankenhauserregern

Eine leichte Verletzung am Bein wollte nicht so recht heilen. Da der Betroffene Angst vor einer Superinfektion hatte, begab er sich vorsorglich ins Krankenhaus, um die Wunde untersuchen zu lassen. Dort steckte er sich mit den gefürchteten Krankenhausbakterien an. Die Wunde vergrößerte sich und fing an, sehr stark zu eitern. Mit der Essenz der Klarheit *setzte die Wundheilung schnell ein.*

2. Eitrige Knochenkaries im Ohr

Ein Mann war von Geburt an auf einem Ohr taub aufgrund von Karies der Gehörknöchelchen. Während einer akuten Ohrentzündung floß wochenlang ein eitriges, jauchig riechendes Sekret aus dem Ohr, das den ganzen Raum verpestete. Nach zweitägiger Einnahme der Essenz der Klarheit *verschwanden der Geruch und das Sekret.*

Körperliche Zustände

Allgemeines

- Wundheilung gestört
- Eiterbildung, Schutz vor oder Befreiung von multiresistenten Erregern (MRE)

Ohren

- Schwerhörigkeit
- Verstopfte Ohren mit Piepsen und Knacken

- Eitrige Absonderung aus dem Ohr bis zu Karies der Gehörknöchelchen
- Juckende Ohren bis in den Gehörgang, teilweise stechend; strahlen zum Kiefergelenk und Oberkiefer aus
- Otosklerose (Verknöcherung der Gehörknöchelchen)
- Für Träger von Hörgeräten infolge Otitis und Otosklerose
- Schmerzen im Mittelohr

Augen

- Sehen klarer aus
- Verbesserung der Sehkraft
- Grüner Star (Glaukom)
- Juckreiz

Kopf, Mund, Zähne

- Migräne, Wattegefühl im Kopf, auch bei Schlaganfall- und zur Prophylaxe
- Karies der Zähne, allgemein bei Knochenkaries
- Zähneknirschen
- Ziehen in Zähnen nach Süßigkeiten
- Schutz vor Lippenherpes

Hals
- Kribbeln im Hals als Vorbote eines Virusinfekts
- Enge- oder Kloßgefühl im Hals

Knotenartige Beschwerden im Magen
- Knotenbildung in Darm, Achselhöhle etc.
- Arthrose der Fingergelenke

Die geistige Wirkung

Die Essenz macht einen klaren Kopf, da sie Verschmutzungen aus dem Gehirn wäscht. Besonders hilfreich ist sie für Menschen, die dazu neigen, alles falsch zu verstehen, zu viel denken und dadurch leicht Migräne bekommen.

Bei zu viel Kopflastigkeit und einer entsprechenden Veranlagung stellen sich Konzentrations- und Merkstörungen ein. Auf die Dauer besteht die Gefahr eines Kurzschlusses im Gehirn (Schlaganfall).

Die Essenz bereitet einen Menschen darauf vor, das anzuschauen, was man bisher nicht sehen wollte, und kann einem die Klarheit geben für das, was man ist, und für die übernommene Lebensaufgabe. Viele Menschen lehnen unbewußt ihre Aufgabe oder täglichen Aufgaben ab. Diese nicht sehen zu wollen, kann Groll hervorrufen und zum Beispiel ein Grund für Augenerkrankungen sein.

Seelische Anwendungsbereiche

- Nimmt den Spaß am Verbreiten von Unwahrheiten oder Halbwahrheiten und mehr noch – läßt Reue fühlen
- Für Menschen, die alles falsch verstehen und sich zu viel ärgern
- Sich besser konzentrieren können
- Verschafft einen klaren Kopf
- Vergeßlichkeit
- Gute Entscheidungshilfe
- Kopflastigkeit
- Gibt Klarheit für die eigene Aufgabe
- Nimmt das Bedürfnis, unnötigem Zeitvertreib nachzugehen
- Gehirn von Verschmutzungen reinigen
- Alzheimer
- Autismus
- Hospitalismus

Anwendung und Dosierung

Bei nicht heilenden Wunden, wie sie im Krankenhaus nach einer Operation vorkommen können, sollte die *Salbe* mehrmals täglich um und auf die Wunde aufgetragen und die *Essenz der Klarheit* eingenommen werden.

(>) Folge- und (+) Kombinationsessenzen

Die Augen betreffend
> *Licht des Herzens, Gelbe Teichrose*

Die Ohren betreffend
> *Blauer Strahl, Himmelsohr Essenz*

Blutreinigend
+ *Hüter der kosmischen Wahrheit,* + *Leberchakra Essenz*

Kariesprophylaxe
+ *Lippenbalsam**, Zellessenz*

Schutz vor Lippenherpes
+ *Zellessenz*

Multiresistente Kranheitskeime
+ *Waldfee,* + *Zellessenz*

Schlaganfallprophylaxe
+ *Juwel,* + *Pfad des Herznes*

Affirmation:
„Klarheit erhelle mich!

35. Schulterchakra Essenz

Drachenweide – Salix udensis f. sekka

Hauptchakra
Schulterchakren

Leitthemen
Zu viele Lasten tragen
Verdrehung

Die grundsätzliche Wirkung

Ein Mensch, der sich übermäßig viel aufgebürdet hat oder schon in jungen Jahren zu viel Verantwortung tragen muß, gerät leicht in eine gebeugte Körperhaltung. Hiervon sind von ihrer Natur her gerne die ältesten Geschwister betroffen, die oftmals dazu angehalten werden, die Verantwortung für die jüngeren zu übernehmen. Vor lauter Pflichtgefühl kann ihnen sogar das herzhafte Lachen verloren gehen.

Die Wirkung auf den Körper

Bei der Prüfung der *Schulterchakra Essenz* in den Seminaren entstanden Symptome, welche auf Kalkablagerungen in der Schulter hinwiesen, die sogenannte Kalkschulter.

Dies bestätigte sich in der Praxis, und auch bei Frozen Shoulder – einer schmerzbedingten Unbeweglichkeit der Schulter – hat sie sehr gut geholfen. Die Kalkschulter-Erkrankung hat in den letzten Jahren sehr stark zugenommen. Oftmals bildet sich die Verkalkung genau in der Schulter, in deren Oberarm geimpft wurde. Die Impfung blockiert offensichtlich den Energiefluß im Arm und der entsprechenden Schulter derart, daß sich dort Kalk ablagern kann. Die *Moorfee Essenz* zeigt uns in der Praxis diesen Zusammenhang auf. Sie wirkt wie ein Indikator und kann überdies auch eine Initialzündung zur Heilung setzen. Im weiteren Verlauf der Behandlung folgt die *Schulterchakra Essenz*. Sie scheint besonders heilsam zu wirken, wenn der Körper unter dem Einfluß von genmanipulierten Impfstoffen zu leiden hat wie z.B. der Hepatitis-B-Impfung.

Die *Schulterchakra Essenz* hilft aber nicht nur bei schmerzhaften Kalkschultern, sondern vermag auch schmerzlose, aber unangenehme Kalkablagerungen aufzulösen, die sich durch Knubbel und Erhebungen unter der Haut zeigen.

Manche Menschen haben von Natur aus lockere Gelenke, die leicht auskugeln, besonders das Schultergelenk. Die *Schulterchakra Essenz* sorgt für eine festere Verbindung von Knochen und Gelenkpfanne und beugt so Verdrehungen und Verrenkungen in allen Gelenken vor.

Fallbeispiel:
Verdrehung des Schultergelenks

Vorgeschichte: Vor mehr als 20 Jahren hatte sich ein Boxer das rechte Schlüsselbein gebrochen. Vier Jahre danach verletzte er sich seine rechte Schulter bei dem Versuch, eine zwei Zentner schwere Mauer durch den beherzten Einsatz seiner rechten Schulter vor dem Zusammenbruch zu bewahren. Dabei wurde sein Schultergelenk so verdreht, daß Muskelfasern und eine Vene abrissen. Seitdem hatte er in der Schulter Schmerzen, die bis ins Ohr, Unterarm und kleinen Finger ausstrahlten und ihm das Halten einer Tasse unmöglich machten. Vor Schmerzen konnte er nicht auf der rechten Seite schlafen und zeitweise nur gehen, wenn er den Kopf auf die Schulter legte. Etwa alle zwei Wochen ließ er sich eine Schmerzspritze geben.

Er kam bei einem akuten Anfall mit stark ausstrahlenden Schmerzen zur Behandlung. Trotz vieler Schmerzmittel konnte er den Arm vor Schmerzen nicht heben. Nach einem Tropfen der Schulterchakra Essenz, *war es ihm möglich den Arm etwas anzuheben und nach einem weiteren Tropfen fünf Minuten später noch etwas höher, ohne daß der Schmerz ausstrahlte. Nach weiteren fünf Minuten Wirkzeit bekam er fünf Tropfen der* Schulterchakra Essenz *auf ein Schnapsglas Wasser, das er in einem Zug leerte. Daraufhin verspürte er eine große Entspannung in seiner Schulter.*

Körperliche Zustände

Schulter und Gelenke

- Schulterverletzungen
- Auskugeln der Schulter und anderer Gelenke
- Verdrehungen, Verrenkungen
- Schlottergelenke
- Wenn sich etwas wie verdreht anfühlt
- Gebeugte Körperhaltung durch Tragen von zu viel Verantwortung

Kalkablagerungen

- Kalkschulter, Frozen Shoulder
- Kalkablagerungen im Gewebe

Die geistige Wirkung

„Dummheit tut weh!" Es ist ein schmerzhafter Prozeß zu erkennen, daß die eigene Dummheit dafür verantwortlich ist, die Lasten anderer Menschen zu tragen. Die Essenz kann einem helfen, sich von jeglichen unnötigen Lasten zu befreien. Auch verdrehte Gedankengänge sind belastend und schmälern die Denkfähigkeit. Mit der *Schulterchakra Essenz* kann der Mensch die Tragweite seiner Bereitschaft, die Lasten anderer zu tragen, als Beengung und Verdrehung seines eigenen Lebensweges erkennen.

Seelische Anwendungsbereiche

- Zu viel auf sich laden führt zu Streß
- Schutz vor Burnout
- Zu viel Verantwortung tragen
- Verdrehte Gedankengänge
- Herzhaftes Lachen fällt schwer

Anwendung und Dosierung

Bei Kalkablagerungen: die Salbe auf die Kalkschulter bzw. die Kalkablagerungen auftragen, zusätzlich die Essenz innerlich einsetzen.

(>) Folge- und (+) Kombinationsessenzen

Impffolgen: folgt der *Moorfee Essenz.*

Verstauchungen durch schwaches Bindegewebe
+ *Princess Flower Essenz*

Prophylaxe vor Burnout
+ *Herzchakra Essenz,* + *Kelch des Lebens*
+ *Entspannungsessenz*

Affirmation:
„Ich bin die Freude in Dir!"

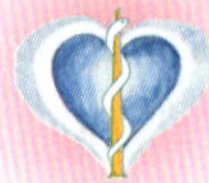

36. Venus Essenz

Gänseblümchen – Bellis perennis

Hauptchakra

Sexual- oder Sakralchakra – zweites Chakra

Leitthema

Verletzungen im Sexualbereich

Die grundsätzliche Wirkung

Die *Venus Essenz* macht über das zweite Chakra, welches die Sexualorgane versorgt, den Menschen einfühlsamer. Bisher wurde sie hauptsächlich bei Frauen eingesetzt, die Probleme im Unterleib hatten, doch zunehmend erweist sie sich auch bei Männern, vor allem bei Prostatabeschwerden, als sehr hilfreich.

In der heutigen Zeit wird die Würde der Frau immer noch mißachtet. Die *Venus Essenz* kann Frauen helfen, sich als Frau liebevoll zu achten, aber auch Männer darin unterstützen, die weibliche Seite in sich zu akzeptieren und zu stärken. Viele Störungen der Geschlechtsorgane haben in der Mißachtung der Weiblichkeit ihre Ursache.

Bei einer größeren Anzahl junger Mädchen in Ländern, in denen der Wohlstand gut gesichert ist, setzt die erste Periode sehr schmerzhaft ein, und dies bleibt oft so bis zur Geburt des ersten Kindes oder hält noch länger an. Bei Völkern, die noch im Einklang mit der Natur leben, wird die Frau als Mutter und Lebensbringerin verehrt und hoch geschätzt. In diesem eng mit der Natur verbundenen Umfeld kennen Mädchen und Frauen keine schmerzhafte Periode. Vielen Frauen konnte die *Venus Essenz* schon zu einer schmerzfreien Periode verhelfen ähnlich wie die Essenz *Kelch des Lebens*, die auch auf das Sexualchakra wirkt.

Die Wirkung auf den Körper

Die *Venus Essenz* wirkt hervorragend bei Schürfwunden durch Stürze oder Verletzungen, insbesondere im Genitalbereich, z.B. nach der Geburt. Da diesen Geburtswunden eine große Anstrengung vorausgeht, wodurch sie mit Muskelkatergefühl verbunden sein können, wurde die *Venus Salbe* auch bei Muskelkater eingesetzt und hat sich dabei sowohl vorbeugend als auch heilsam erwiesen.

Ebenfalls kann sie nach einer Unterleibsoperation mit Lymphstauungen in Frage kommen. Hier ist die Salbe zu empfehlen, individuell aber zusätzlich die Essenz. Um die Heilung zu beschleunigen, kann es sinnvoll sein, sowohl die Salbe als auch die Tropfen anzuwenden.

Die *Venus Essenz* hat auch eine ausgleichende Wirkung auf die Energien der Augen und des Mundes, v.a. bezogen auf Zahnschmerzen durch Karies oder bei Parodontose.

Die Essenz wirkt über das Stirnchakra auf die Augen und umhüllt sie mit heilsamer Energie. Starke Lichtempfindlichkeit kann reduziert werden, so daß das Tragen einer Sonnenbrille nicht mehr nötig ist.

Die V*enus Essenz* ist hilfreich bei Unfruchtbarkeit, indem die Versorgung des Sexualchakras einfühlsam gefördert wird. Auf diese Weise kann sie auch bei Myomen, Polypen oder anderen Zellwucherungen der Gebärmutter eingesetzt werden und nach Entfernung derselben sowie den Folgen der Gebärmutterhalskrebs-Impfung.

Da sie auf das zweite Chakra wirkt, hat sie sich ebenfalls bei Blasenbeschwerden bewährt.

Fallbeispiel: Erhöhter Pap-Wert

Eine Frau hatte eine Zyste in der Gebärmutter bei einem Pap-Wert von 5. Sie war so angetan von der Venus Essenz, *daß sie spontan ein ganzes Fläschchen auf einmal austrank und von einer zweiten Flasche die Hälfte. Danach hatte sie kein Verlangen mehr nach der* Venus Essenz *und nahm auch nichts mehr ein. Zwei Monate später war die Zyste verschwunden und der Pap-Wert unauffällig (s. Seite 14).*

Körperliche Zustände

Folgen von Verletzungen der Geschlechtsorgane

- Unterleibsoperation, Folgen nach oder zur Vorbereitung auf eine Operation
- Vergewaltigung, Beschneidung
- Geburtsbedingte Verletzungen
- Gebärmutterhalskrebs-Impfung, Folgen
- Zellwucherungen, Pap-Wert erhöht

Beschwerden der weiblichen Geschlechtsorgane

- Eierstockszysten
- Endometriose
- Krebs
- Muttermundbeschwerden
- Myome
- Periodenschmerzen
- Unfruchtbarkeit

Sonstiges

- Verletzungen, Schürfwunden, Muskelkater
- Kopfschmerzen: in der Stirnmitte
- Augen: Lichtempfindlichkeit
- Zähne: Karies, Parodontose
- Leber: erhöhte Leberwerte
- Venen: Besenreisergefäße, Krampfadern, Venenentzündung, -operation

- Kreuzbeinschmerzen
- Blasenbeschwerden
- Prostatabeschwerden

Die geistige Wirkung

Die *Venus Essenz* macht intelligenter. Wie ist das zu verstehen? Menschen geben ständig kluge Sprüche von sich und sind davon überzeugt, über eine hohe Intelligenz zu verfügen. Intelligenz ist aber nicht gleichzusetzen mit Wissensanhäufung oder überdurchschnittlichen Leistungen des Verstandes.

Sollte das vermeintliche Wissen unter Beweis gestellt werden, kann es zu Streitereien kommen. Dies ist aber ganz menschlich. Sollte jedoch unter Partnern, die Liebe dabei verloren gehen, wirkt sich der Streit sehr destruktiv auf die Beziehung aus. Die Situation in unserer heutigen Welt ist das beste Beispiel dafür.

Wenn jemand ein gewisses Wissen erlangt, dann bringt dies zwangsläufig Verantwortung für sich selber, und dies wiederum erweckt das Pflichtbewußtsein im Menschen. Intelligenz bedeutet, das Wissen so zu benutzen, daß wir daraus die größtmöglichen Vorteile für uns und zum Wohle aller erschaffen können.

So ist die *Venus Essenz* für Menschen geeignet, die sich „idiotisch“ verhalten, indem sie unvernünftige Verordnungen erlassen, die das Wohl der Menschen, der Natur und vor allem der Tiere nicht berücksichtigen oder sogar verachten, die sich jedoch in geschickter Weise als wissend und weise aufspielen.

Seelische Anwendungsbereiche

- Akzeptanz als Frau
- Harmonisierung der weiblichen und männlichen Anteile
- Streitlust, Rechthaberei, v.a. unter Partnern
- Besserwisserei
- Klug erscheinende, logische Entscheidungen, welche sich äußerst schädlich auswirken
- Verletzungen des Selbstbewußtseins der Frau, aber auch des Mannes
- Übergriffe sexueller, auch verbaler Art
- Akzeptanz des Weiblichen
- Verstärkt die Selbstliebe bei Frauen
- Fördert intelligentes Denkens

Anwendung und Dosierung

Schürfwunden nach der Geburt: *Venus Salbe* oder Spülungen mit der Essenz

Unterleibsoperation: *Venus Salbe* und *Venus Essenz*

Erklärung zur Dosierung beim Fallbeispiel von S. ????: *Bei den Chakrablüten Essenzen gibt es zwar bestimmte Regeln der Einnahme, diese sollten jedoch nicht zu einer Schubladenverordnung erstarren. Wer ein starkes Verlangen nach einer größeren Mengen von einer Essenz empfindet, soll dem Bedürfnis unbedingt nachgehen, auch wenn es völlig abstrus erscheinen mag. Jeder Mensch reagiert einzigartig und empfindet ganz individuell. Es gilt die Sensibilität und die Einzigartigkeit des Individuums zu beachten. Unter diesen Bedingungen entsteht niemals Abhängigkeit von heilsamen Essenzen oder Mitteln. In diesem Fallbeispiel hat eine einzige große Gabe genügt.*

Die *Venensalbe*

Die *Venus Essenz* ist ein Bestandteil der *Venensalbe,* die zusätzlich die *Leberchakra Essenz, Princess Flower Essenz* und *Wurzelchakra Essenz* enthält und bei allen Venenbeschwerden wie Venenentzündung, Thrombophlebitis, Krampfadern und Besenreißergefäßen eingesetzt wird. Nach einer Venenoperation kann sie vorsorglich auf die Venen aufgetragen werden, um das Entstehen neuer Krampfadern zu verhindern, die sich nach der Entfernung der Vene naturgemäß nach einiger Zeit wieder bilden. Zusätzlich sollten eine oder zwei der in der *Venensalbe* enthaltenen Essenzen innerlich eingesetzt werden, die am besten die jeweilige Ursache der Venenbelastung heilsam angehen.

(>) Folge- und (+) Kombinationsessenzen

Folgeessenz vom *Kelch des Lebens* in Bezug auf Geschlechtsorgane und Blase.
Bei Muskelkater folgt sie der *Wiege des Herzens* .

Nach Vergewaltigung
+ *Tierchakra Essenz*

Harmonisierung der weiblichen und männlichen Anteile
+ *Wurzelchakra Essenz*

Unfruchtbarkeit
+ *Herzchakra Essenz,* + *Kelch des Lebens*

Affirmation:
„Friede sei mit dir!"

37. Befreiungsessenz

Erdbeerweintraube - Vitis vinifera (Uva fragola)

Hauptchakra

Kehlkopfchakra – fünftes Chakra

Leitthema

Von alten Fesseln befreien

Beschwerden wie gefesselt oder zusammengeschnürt

Die grundsätzliche Wirkung

Der Name *Befreiungsessenz* beinhaltet bereits die wichtigste Botschaft über ihr Wesen. Wenn der aufrichtige Wunsch besteht, sich von den Fesseln der Vergangenheit zu lösen, kann sie von großem Nutzen sein. Sie wirkt auf alle Bereiche von Körper, Geist und Seele befreiend und hat auf diese Weise den Menschen, die sich in irgendeiner Weise wie gefesselt fühlten, sowohl körperlich als auch geistig zu größerer Beweglichkeit verholfen. Manche beschreiben dies Gefühl, als ob alte Fesseln von den Fuß- oder Handgelenken abspringen würden.

Eine besonders ausgeprägte Wirkung hat die Essenz auf alle Einflüsse, die dem Menschen seine Freiheit rauben möchten. Sobald man sich dieser Thematik bewußt wird, greift man gerne nach der *Befreiungsessenz.*

Die Wirkung auf den Körper

Toxine, wie sie in Impfstoffen oder Medikamenten vorkommen, können sich auf allen Ebenen unseres Seins hemmend auswirken, besonders wenn sie schon im frühesten Säuglingsalter injiziert werden. Die *Befreiungsessenz* hat sich als sehr segensreich bei schleichenden Vergiftungen (Intoxikation) vor allem mit Impfzusatzstoffen erwiesen. Anfangs sind die Folgen so gering, daß sie kaum auffallen, aber wenn der Schaden offensichtlich wird, hat sich die Krankheit bereits manifestiert und erweist sich oftmals als ziemlich behandlungsresistent. Fast alle Allergien wie zum Beispiel Heuschnupfen sind Impffolgen.

Fallbeispiele: 1. Heuschnupfen

Eine Frau hatte seit 30 Jahren Heuschnupfen. Die hierfür angezeigten Essenzen wie Juwel, Leberchakra, Tierchakra sowie die Auferstehungsessenz *hatten ihn in den letzten Jahren zwar gelindert, aber nicht zum Verschwinden bringen können. Als Ergebnis der Suche nach einer Blockade schien eine Befreiung von den eingespritzten Impftoxinen nötig zu sein. Unser Verdacht bestätigte sich, als eine einmalige Gabe von drei Tropfen der* Befreiungsessenz *die Frau dauerhaft von der impfbedingten Pollenallergie befreite.*

2. Befreit sprechen

Ein Mann entwickelte infolge zweier Hüftoperationen und eines Bandscheibenvorfalls eine Lähmung im Fuß (Fußheberparese). Wegen der Unbeweglichkeit erhielt er in einer Heilsitzung einen Tropfen der Befreiungsessenz. *Sofort konnte er viel freier über seine Probleme sprechen. Zuvor hatte seine Frau das Erzählen übernommen.*

Körperliche Zustände

Befreiung von belastenden Impftoxinen oder Medikamenten

- Heuschnupfen mit Tränenfluß
- Allergien
- Verstopfte Nase
- Schluckbeschwerden, Kratzen im Hals
- Schilddrüsenprobleme, Hals wie zugeschnürt
- Ausleitung von Betäubungsmitteln (auch bei Epilepsie)

Kopf, Kiefergelenke, Ohren

- Enge im Kopf, macht den ganzen Kopf frei
- Kopfschmerzen
- Oberlippe pelzig, kribbelt
- Kieferklemme
- Ohrgeräusche: Knacken, Pfeifen
- Taubheitsgefühl im Ohr

- Druck auf das Ohr wie nach einer Ohrfeige
- Überdruck im Ohr wie durch die Höhe oder im Flugzeug

Gelenke

- Steifheit der Gelenke
- Fuß- oder Handgelenke fühlen sich wie gefesselt an
- Stauungen in Beinen und Fußgelenken
- Für Körperteile, die eingeklemmt waren

Beschwerden wie gefesselt

- Herzbeschwerden wie eingeschnürt
- Darm wie zugeschnürt, gefesselt
- Gelenke fühlen sich wie gefesselt an

Sonstiges

- Verbesserung der Sehfähigkeit
- Schwitzige Hände
- Hitzewallungen
- Schmerzhafte Periode, als würde dort eine tiefe Angst stecken
- Multiple Sklerose
- Halbseitige Lähmungen
- Geistige Behinderung, Down-Syndrom

Die geistige Wirkung

Die *Befreiungsessenz* ist hilfreich für Menschen, die sich an Dogmen klammern, alten Glaubenssätzen folgen oder erstarrte Vorstellungen vom Leben haben. Außerdem versetzt sie einen in die Lage, offener über Probleme zu sprechen, bei denen eine Scheu bestand, sie zu benennen. Der Mensch spürt in sich, daß die Zeit gekommen ist, sich von einer bestimmten Fessel zu befreien. Diese Entscheidung wird nicht vom Kopf her getroffen, sondern entspringt direkt aus dem Herzen.

Diese *Essenz* kann dabei helfen, sich von etwas zu befreien, was nicht zu einem gehört. Manche Menschen fühlen sich unfähig, sich auf eine Beziehung einzulassen. Bisher haben sie nur unglückliche Partnerschaften oder Freundschaften erlebt, die immer in einer Trennung endeten. Die Essenz kann dabei behilflich sein, sich von dem Muster befreien, daß die Liebe nicht zulassen möchte. Auch kann ein Kind das Gefühl haben, in einer Situation von den Eltern wie gefesselt zu sein, woraus es bestimmte Verhaltensmuster entwickelt, die ihm nicht guttun oder sogar schaden. Der Mensch schafft es nicht, sich aus eigener Kraft von diesen Mustern zu befreien, obwohl er von der Prägung weiß. Hier kann die *Befreiungsessenz* zum Einsatz kommen.

Seelische Anwendungsbereiche

Befreiung von:

- alten Glaubenssätzen, Dogmen, Vorstellungen, festgefahrenen Denkschemata
- alten emotionalen Verkrustungen und Bindungen
- den Fesseln der Vergangenheit
- Fremdenergien
- dominantem Partner
- Menschen oder Seelen, die sich an einen ketten
- einem Beruf oder Arbeitsplatz, der nicht zu einem paßt
- Süchten
- Zwängen

Sonstiges

- Unangenehme Themen und Probleme offen ansprechen können
- Hilfreich für umerzogene Linkshänder
- Wirkt auf die linke Gehirnhälfte und macht die Gefühlswelt zugänglich
- Läßt einen den richtigen Weg erkennen
- Hilfreich für Kinder von alkohol- oder drogenabhängigen Eltern
- Verlangen nach Weintrauben

Anwendung und Dosierung

Entgiftung von injizierten Toxinen mithilfe von Chakrablüten Salben

Die *Befreiungsessenz* hat sich als sehr hilfreich bei Impfblockaden und -schäden erwiesen. Um zu testen, ob die Impftoxine eine schädigende Wirkung auf den Menschen oder das Tier ausgeübt haben, wird zuerst die *Moorfee Salbe* auf die (Pocken-)Impfnarben oder die unsichtbaren, jedoch vermuteten Impfeinstichstellen aufgetragen wie z.B. an den Oberarmen, -schenkeln, am Gesäß etc. Kommt es sofort bis etwa und drei Wochen danach zu einer lokalen oder allgemeinen Reaktion, so sind Körper und Seele zur Entgiftung bereit, und die *Moorfee Salbe* sowie die *Moorfee Essenz* werden weiter eingesetzt. Um den Entgiftungsprozess zu beschleunigen, kann zusätzlich die *Befreiungsessenz* als Tropfen und als Salbe eingesetzt werden. Sie können die *Moorfee Salbe* morgens und die *Befreiungssalbe* am Abend auftragen und zusätzlich die *Befreiungsessenz* einsetzen.

Es kann aber auch in folgender Weise vorgegangen werden: Sobald *Moorfee Essenz* und *Moorfee Salbe* keine Wirkung mehr zeigen, wird zur *Befreiungsessenz* und *Salbe* gewechselt. Bei der Entgiftung von Impftoxinen ist es sehr wichtig, den richtigen Zeitpunkt zu erwischen, wenn der Mensch wirklich von innen her dazu bereit ist und auch keine anderen wichtigen Themen vordergründig anstehen.

(>) Folge- und (+) Kombinationsessenzen

> Folgeessenzen: *Auferstehungsessenz, Nierenchakra Essenz, Tierchakra Essenz*

> Sprachlosigkeit, Angst sich auszudrücken: folgt dem *Blauen Strahl* und der *Auferstehungsessenz*

Ausleitung von Impftoxinen
+ oder > *Moorfee Essenz,* + *Schulterchakra Essenz*

Multiple Sklerose
+ *Magnetische Essenz,* + *Moorfee Essenz,* + *Waldfee*

Hitzewallungen
+ *Pfad des Willens,* + *Solarplexus Essenz,* + *Sunrise*

Affirmation:
„Ich bin befreit von alten Fesseln!"

38. Entspannungsessenz

Zittergras – Briza media

Hauptchakra

Stirnchakra – sechstes Chakra

Leitthemen

Burnout

Erwartungsspannung

Wenn du siegreich sein möchtest,
mußt du entspannt sein.

Die grundsätzliche Wirkung

Höchste Verspannungen entstehen, wenn der Mensch gewissen Erwartungen gerecht werden möchte, jedoch noch nicht bereit ist, sie zu erfüllen.

Erwartungen bestimmen unser Leben in einem unvorstellbaren Ausmaß. Manchmal wirken sie sich vorteilhaft aus, oft aber auch zu unserem Nachteil. Einerseits wären wir ohne unsere freudigen Erwartungen nicht zu dem geworden, was wir sind, andererseits hat uns die überspannte Erwartungshaltung vielleicht viel Spaß am Leben genommen.

Erwartungen, die keineswegs unserem Wesen entsprechen, können sich sehr nachteilig auswirken. Indem wir diese jedoch als solche erkennen, haben wir einen guten Grund sie fallenzulassen. Diese Einsicht kann uns sehr erleichtern und uns lehren, alle unsere Wünsche näher zu betrachten und weise zu überprüfen.

Die *Entspannungsessenz* zeigt eine sehr positive Wirkung auf Menschen, die stets eine gute Portion an Druck und Herausforderung benötigen, um sich glücklich zu fühlen und das Gefühl zu haben, funktionieren zu können. Falls nicht genügend Druck von außen kommt, setzen sich diese Menschen gerne selber unter Druck und verstärken ihn noch durch Aufputsch- und Genußmittel. Bei dieser Lebensweise ist ein Burnout in der Regel voraussehbar.

Die Wirkung auf den Körper

Die *Entspannungsessenz* wirkt über das sechste Chakra schützend auf Gehirn und Nervenhüllen, wodurch die Leitfähigkeit der Nerven verbessert wird. Bei übergroßer Anspannung beruhigt sie die Nerven und beugt auf diese Weise verschiedensten Beschwerden vor.

Zu viele Anforderungen können heftige Kopfschmerzen bis hin zur Migräne auslösen oder möglicherweise auch Bandscheibenvorfälle. All dies sind Zeichen, mit denen der Körper dem Umtriebigsein ein Ende setzen möchte.

Bei Parkinson im Anfangsstadium kann diese Essenz das unaufhörliche Zittern reduzieren und zu einer gewissen Beruhigung führen. Allerdings sind bei dieser Erkrankung viele weitere Faktoren zu berücksichtigen.

Körperliche Zustände

Gehirn
- Leitfähigkeit der Nerven herabgesetzt
- Unwillkürliches Zittern
- Multiple Sklerose, Morbus Parkinson

Entspannend, krampflösend
- Entkrampft den Muttermund in der Austreibungsphase

Rücken, Kopf und Nacken
- Verspannungskopfschmerzen, Migräne
- Verkrampfung durch Schmerzen
- Nacken- und Rückenverspannungen
- Bandscheibenvorfall durch extreme Anspannung
- Atembeschwerden durch Anspannung
- Unruhige Beine

Zähne
- Parodontose durch Daueranspannung
- Zahnschiefstand, begünstigt durch Impfungen
- Zähneknirschen

Nervenschäden nach Impfungen

- Unwillkürliche Zuckungen
- Burnout und Prophylaxe davor

Sonstiges

- Tourette-Syndrom
- Hilft Rauchern bei der Entwöhnung

Die geistige Wirkung

Je genauer wir wissen, was wir gerne tun und wie wir dies verwirklichen wollen, umso selbstsicherer und entspannter sind wir. Die Problematik liegt in der Regel nicht in der allgemeinen Erwartungshaltung, ein gewisses Talent zu fördern oder einer Tätigkeit nachzugehen, sondern in der Art und Weise, *wie* wir unser Talent fördern sollen. Menschen mit einem Erwartungsdruck haben grundsätzlich Probleme damit, gewisse Regeln und geordnete Abläufe bei alltäglichen Arbeiten einzuhalten. Natürlich sollte bei allen Dingen die Möglichkeit gegeben sein, neue Akzente hineinzubringen und der eigenen Natur zu gestatten, sich zu verwirklichen. Dabei sollte jedoch der normale Arbeitsablauf nicht völlig aus dem Ruder laufen.

Diese Menschen machen sich und anderen das Leben schwer, indem sie diese Regeln und Vorgehensweisen als starr, unbeweglich und unumstößlich betrachten. Die Kunst der Improvisation und Kreativität geht in dieser Daueranspannung verloren, und das Leid wird entsprechend unerträglich.

Die *Entspannungsessenz* ist eine wertvolle Unterstützung für psychisch Kranke, die aufgrund des Leides, das ihnen zugefügt wurde, großen Widerstand entwickeln, Hilfe anzunehmen.

Was den ständig zunehmenden Leistungsdruck in unserer Gesellschaft betrifft, so ist die Essenz sehr wichtig für Eltern, die zu viel von ihren Kindern erwarten. Zusätzlich werden die Kinder in der Schule unter Leistungsdruck gesetzt, sie können ihre wahren Talente nur schwer verwirklichen und verlieren die Freude am Lernen. Mit der *Entspannungsessenz* können Eltern und Kinder entspannt miteinander umgehen, so daß Konflikte nicht mehr eskalieren müssen.

Fallbeispiel: Entspannende Gesichtscreme

Einer Dame, die nach einer für sie geeigneten Gesichtscreme fragte, wurde die Entspannende Gesichtscreme *gegeben. Als sie den blauen Glastiegel in ihrer Hand hielt, brach sie plötzlich in Tränen aus. All die versteckte Anspannung, die sie die ganzen Jahre niemandem hatte zeigen wollen, ergoß sich über ihre Wangen. Sie fühlte sich endlich als der Mensch gesehen, die sie in Wahrheit ist – unverfälscht und rein! Nach diesem Schlüsselerlebnis hütete sie die* Entspannende Gesichtscreme *als ihren kostbarsten Schatz – und bewahrt sie noch heute an einem besonderen Ort auf.*

Seelische Anwendungsbereiche

- Hilft loszulassen, wenn man etwas festhält
- Bei zu großem Leistungsdruck
- Verbesserung des Schriftbildes
- Entspannend
- Geordnete Arbeitsabläufe im Alltag einhalten
- Für Menschen, denen etwas anerzogen wurde, die in ein Schema gepreßt und nicht akzeptiert wurden
- Für umgeschulte Linkshänder
- Hilfen, die erst abgelehnt wurden, können angenommen werden
- Ungerechte Behandlung macht wütend
- Die Aggressionen verspannen den Mundbereich
- Mut, aufrichtig zu sich zu stehen und sich selbst zu sein
- Autismus
- Für gestreßte Eltern, die mit ihren Kindern viel Streitereien haben

Anwendung und Dosierung

Die eigene Persönlichkeit kann durch das Auftragen der *Entspannungssalbe* auf dem Gesicht besser zum Ausdruck kommen. So kann die aufgesetzte Maske einfach abfallen.

Speziell für diesen Zweck wurde die *Entspannende Gesichtscreme* entwickelt, die zusätzlich die *Zellessenz* enthält. Sie regeneriert nachhaltig die Zellen, verbessert die Hautfunktion und beugt Faltenbildung und Hautalterung vor.

(>) Folge- und (+) Kombinationsessenzen

> Bandscheibenvorfall durch Anspannung:
folgt der *Magnetischen Essenz*
+ *Herzchakra Essenz*

Burnout und Schutz vor
+ *Herz*, + *Jung*, + *Kelch*, + *Schulter*

Erwartungsspannung, Prüfungsangst
+ *Bonding Essenz*, + *Little Helper*, + *Solarplexus Essenz*

Morbus Parkinson
+ *Ball of Light* + Impftoxinausleitung mit der *Moorfee Salbe* auf die Impfstellen aufgetragen

Affirmation:
„Gelobt sei der Name des Herrn!"

39. Erwachen des Bewußtseins Essenz

(Dawn of Consciousness)

Walnußblätter – Juglans regia

Hauptchakren

Scheitelchakra – siebtes Chakra

Herzchakra – viertes Chakra

Leitthemen

Bewußtwerdung neuer unermeßlicher Möglichkeiten

Entfernen von Fremdkörpern

Die grundsätzliche Wirkung

Die englische Bezeichnung der Essenz – *Dawn of Consciousness* –, der am Anfang durchgegeben wurde, muß an dieser Stelle erwähnt werden, da er treffender ist und die deutsche Übersetzung mich nicht ganz zufriedenstellt. Sobald die Morgendämmerung, „*Dawn*", das Bewußtsein beleuchtet, verschwindet die innere Dunkelheit. Wo Dunkelheit herrscht, kann keine Morgendämmerung, kein Licht vorhanden sein. Wenn man alte Denkweisen hinter sich lassen möchte und auf der Suche nach neuen Lösungen ist, könnte die Essenz zu einer ganz neuen Bewußtwerdung führen. Somit ist sie eine äußerst wichtige Essenz in dieser Zeit des Übergangs vom alten Zeitalter der Technik zur grünen Technologie der Zukunft.

Es geht nicht darum, Patentlösungen für Probleme zu finden, sondern erst einmal ein Umdenken zu etwas ganz Neuartigem, Unbekanntem zuzulassen, vergleichbar mit einem Aufbruch zu neuen Ufern. Generell ist viel mehr möglich, als wir uns vorstellen können. Das Bestreben, alte Wege zu verlassen und sich neu zu orientieren, zeichnet sich sehr stark in den verschiedensten Bereichen ab.

Bei dieser Essenz geht es darum, Seiten der Heilung aufzuzeigen, die nach dem jetzigen Stand der Wissenschaft gar nicht möglich erscheinen. Die Möglichkeiten der von Gott gegebenen Heilkünste hat die Schulmedizin weder annähernd erreicht noch vermocht zu erkennen. Doch was die Technik betrifft, so ist vieles, was früher undenkbar erschien, heute schon längst zum Alltag geworden. Ohne Autos und Flugzeuge zu leben, erscheint uns heute unvorstellbar. Aber alle Menschen, die diese Erfindungen damals voraussahen, wurden belächelt. Das gehört eben zur verirrten Natur des Menschlichen.

Unglaubliche Regenerierungskräfte warten nur darauf, entdeckt zu werden, und unser Unterbewußtsein sehnt sich danach, sie endlich zu erwecken. Dies kann aber nur durch unsere Liebe und durch das Verständnis der Naturgesetze geschehen, weder durch die Technik noch durch die herkömmliche Wissenschaft. In diesem Sinne entfernt die Essenz das Dunkle, das der Natur des Menschen fremd ist, sich aber in ihm festgesetzt hat, ähnlich wie es bei einer Operation geschieht.

Die Essenz führt die Menschen zu ihren eigenen Herzen und öffnet Türen zu vergessenen Schätzen im Inneren. Wer die Schätze in seinem Herzen wiederentdeckt, findet auch seine Würde, und diese ist unantastbar. Ausschließlich durch die Entfachung des inneren Feuers eines jeden Menschen in der geheimen Kammer seines Herzens kann der Kälte des Materialismus entgegengewirkt werden.

Die Wirkung auf den Körper

Getreu ihrem Leitthema bewirkt die Essenz *Erwachen des Bewußtseins* im Körper die Entfernung von Fremdkörpern.

Bei Gebärmuttervorfall mit Unterleibskrämpfen und dem Gefühl, als würde der Uterus herausfallen, hilft die Salbe aus der Essenz gut. Hier finden wir das gleiche Prinzip, jedoch im umgekehrten Sinn. Der Organismus betrachtet einen Teil von sich, z.B. den Uterus, als Fremdkörper und versucht sich im Krankheitsfall seiner zu entledigen.

Daher ist die Essenz auch bei Aftervorfall mit ähnlich

heftigen, drückenden Beschwerden hilfreich.

Wenn diese Art von Stauung im Becken Ohrensausen auslöst, zeigt die Essenz – innerlich eingenommen und als Salbe auf die Ohren aufgetragen – ebenfalls eine unterstützende Wirkung.

Fallbeispiel:
Allergie auf tierische Operationsfäden

Die Chirurgie ist dazu übergegangen, Wunden mit Fäden aus sich selbst auflösendem Schafsdarm zuzunähen. Bei Allergikern kann dadurch die Wundheilung erheblich gestört werden, besonders wenn der Mensch sich auch noch mit Impftoxinen auseinandersetzen muß.

Der 9-jährige Adrian wurde mit gespaltener Harnröhre und Blase geboren und bekam sofort einen künstlichen Harnleiterausgang (Stoma) gelegt. Die Reizung durch häufiges Katheterisieren führte zu Gewebswucherungen um das Stoma, welche operativ entfernt wurden. Die Wundränder wurden mit besagten Operationsfäden zusammengenäht, die sich in wenigen Wochen selbst zersetzen sollten. Doch die Wunde verheilte nicht, sondern der Wundrand wurde immer wulstiger, was Adrian zunehmend Beschwerden bereitete.

Neun Monate nach dem Eingriff begann die Behandlung mit Homöopathie sowie den CBE wie Zellessenz *und dem* Rad des Lebens *zur Verbesserung der Wundheilung; doch der erwartete Erfolg blieb vorerst aus.*

Wenn eine Essenz oder ein homöopathisches Mittel nicht die erwartete Wirkung erzielt, möchte der Körper auf eine Blockade aufmerksam machen: Dies war eindeutig eine Fadenunverträglichkeit, wodurch sich der Faden nicht auflösen konnte. Adrian sollte nun zum dritten Mal operiert werden.

Um die Wunde von der Kontamination des Fadenmaterials zu reinigen, wurde die Essenz Erwachen des Bewußtseins *in unserer Praxis auf die Wunde aufgetragen, worauf Adrian fast augenblicklich eine Entspannung im Narbenbereich verspürte.*

Bericht der Mutter nach zwei Tagen:
„Noch am selben Abend wölbte sich die Narbe noch stärker vor, allerdings war sie nicht mehr hart. Wir cremten sie nachts, morgens und tagsüber ein und gaben Adrian zusätzlich die Tropfen. Am Morgen hatte sich die Narbe noch weiter vorgewölbt, und als Adrian in der Pause in der Schule katheterisieren wollte, platzte die Narbe auf, und der ganze Eiter konnte endlich abfließen.

Am Abend entdeckten wir einen dunklen Fleck auf der Wunde, den Adrian mit einer Pinzette entfernte. Unter der Lupe erkannten wir, daß es sich um ein einen Zentimeter langes Fadenstück handelte. Die Essenz und die Salbe Erwachen des Bewußtseins *hatten den Faden mit aller Kraft herausgezogen. Jetzt sieht die Narbe viel kleiner aus, und Adrian ist beschwerdefrei. Es ist unglaublich faszinierend, wie schnell die Heilung eingetreten ist. Tausend Dank!"*

Analyse: Mit dem Einsatz der Essenz konnte der Körper jenen störenden Faden abstoßen und die Wunde endlich verheilen. So wurde die bereits angesetzte Operation in letzter Minute abgewendet. Adrian war infolge seiner lebenserhaltenden Operation und den damit verbundenen hohen Medikamentengaben unmittelbar nach seiner Geburt sehr geschwächt. Dennoch wurde er geimpft. Als Folge entwickelte er unter anderem eine Allergie auf Tierhaare und Tierprodukte, also auch gegen die sich selbst auflösenden Operationsfäden aus Schafsdarm.

Körperliche Zustände

- Herzbeschwerden infolge Arbeitsüberlastung
- Impftoxinbelastungen

Beckenboden

- Kräftigung der Beckenbodenmuskulatur
- Schwache Mutterbänder, Gebärmuttervorfall
- Aftervorfall
- Hämorrhoiden

Sonstiges

- Ohrensausen durch Stauung im Becken
- Veranlagung zu Krampfadern
- Reinigt verschlacktes Gewebe und das Gehirn
- Befördert Fremdkörper aus dem Körper
- Wurmbefall
- Colitis ulcerosa

Die geistige Wirkung

Entspannt ist der Zustand, wenn man ganz genau weiß, was man will und nichts anderes möchte. Ansonsten würde man sich unrein fühlen, von der Bestimmung abgekommen. Die Essenz kann eine starke reinigende Wirkung auf den Geist und die Wahrnehmung ausüben sowie die rechte Gehirnhälfte öffnen. Wenn das Gehirn wie vernebelt ist und keinen klaren Gedanken fassen kann, setzt die Essenz reinigende, ordnende Impulse. Sie hilft den Menschen, die nicht weiterkommen und feststecken, den Weg jedoch vor sich sehen – aber nicht gehen können!

Frauen mit schwachen Mutterbändern und schwacher Beckenbodenmuskulatur, möglicherweise auch Schwierigkeiten haben, eine harmonische, liebevolle Beziehung zur eigenen Tochter zu unterhalten, kann die Essenz helfen, beide Problematiken zum Positiven zu wandeln.

Seelische Anwendungsbereiche

- Führt die Menschen in die Tiefe ihres Herzens
- Öffnet Türen zu vergessenen Schätzen im Herzen
- Verantwortungsvoll mit der eigenen Kraft und den eigenen Ressourcen umgehen
- Genau überlegen, was man angehen möchte
- Stärkt das Vertrauen in die eigene Intuition
- In etwas Neues gut hineinwachsen
- Sich auf einen neuen Weg machen und nicht stekkenbleiben
- Gibt Ordnung und Struktur
- Fördert bildhaftes, räumliches, zusammenhängendes Denken, Spontaneität, Intuition, Musikalität
- Reinigung von festsitzenden, negativen Gedanken
- Wirkt zunehmender Schwäche entgegen, wenn anderen aus mangelndem Selbstwertgefühl nachgeeifert wird
- Übereifer, muß sich immer durchsetzen
- Zum eigenen Licht erwachen
- Gibt die Kraft, um auf eigenen Füßen zu stehen
- Entfacht das innere Feuer in der Mitte des Herzens und wirkt so äußerer Kälte entgegen
- Lernschwäche aufgrund der Impftoxinbelastung der Zirbeldrüse

(>) Folge- und (+) Kombinationsessenzen

> folgt gut der *Entspannungsessenz*

Gebärmuttervorfall: > folgt der *Mama Essenz*

Vernebelung des Gehirns: > folgt der *Klarheit* und *Medulla Essenz*

Lernschwäche aufgrund zweier Ursachen: ungenügende Funktion der Zirbeldrüse und der rechten Gehirnhälfte. Fördert die Kreativität und das Erkennen ganzheitlicher Zusammenhänge (rechte Gehirnhälfte):

+ *Juwel der Essenzen* (nutzt nur eine Gehirnhälfte)
+ *Moorfee Salbe* Impftoxinausleitung über die Impfeinstichstellen und Aktivierung der Zirbeldrüse

Hämorrhoiden

+ *Straffungssalbe*

Wurmbefall

+ *Leberchakra Essenz*, + *Moorfee Essenz*

Affirmation:

„Fokussier dich auf das Wesentliche!"

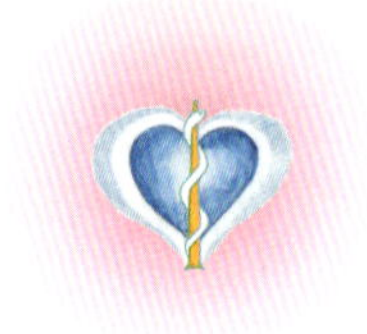

40. Glücksessenz

Gardenie – Gardenia jasminoides

Hauptchakra

Leberchakra

Leitthema

Aktivierung des Glückszentrums in der Leber

Die grundsätzliche Wirkung

Ein einziger Satz genügt, um das Wesentliche dieser Essenz auszudrücken: „Sie macht einfach glücklich!"

Die Essenz ist bei Menschen angezeigt, die gegen die herunterziehenden Kräfte, die sie unglücklich machen, nicht ankämpfen können, so daß die Schönheit des Lebens kaum mehr einen erhebenden Einfluß auf sie ausüben kann. Zu sehr sind sie von dem Gedanken getrieben, das Glück sei im Äußeren zu finden, und versuchen auf ihre Art und Weise, die Umstände so zu gestalten, daß sie sich glücklich zu fühlen. Die Idee, das Glück wohne im Inneren, ganz gleich, wie die Umstände auch sein mögen, ist ihnen fremd. Den Spruch „*Gott hat dafür gesorgt, daß in jedem Menschen der Schlüssel zu seinem eigenen Glück gut verwahrt ist"*, empfinden sie fast als Hohn, obwohl sie sich im Grunde ihres Herzens danach sehnen. Die Erlösung von ihrem unglücklichen Zustand liegt darin, *alle Vorstellungen loszulassen und sich am Glauben festzuhalten.* Doch es fällt ihnen schwer zu glauben, daß es so einfach ist. All dies hindert sie daran, die Schönheit und das Glück zu sehen, und so werden sie als Unglückskinder betrachtet.

Die Wirkung auf den Körper

Die Essenz ist bei vielen schlimmen körperlichen Zuständen und Schmerzen angezeigt, wenn der Mensch davon überzeugt ist, daß es für ihn keine Hilfe gibt.

Körperliche Zustände

- Leber und Milz
- Nase, Nasennebenhöhlen, Heuschnupfen
- Tinnitus, Ohrgeräusche
- Parkinson
- Bei verzweifelten Zuständen

Geschlechtsorgane

- Periodenblutung zu wenig oder zu stark
- Gebärmutter- und Eileiterzysten
- Unfruchtbarkeit durch Verklebung der Eileiter
- Gute Wirkung auf die Libido

Die geistige Wirkung

Durch die Auflösung oder Befreiung von negativen Gedanken findet der Mensch zu einem erholsamen Schlaf. Das macht ihn ganz einfach glücklich.

Auffällig ist, daß die Essenz gerne von Kindern ausgewählt wird, die jedoch aus der Sicht der Eltern keinen unglücklichen Eindruck machen. Dies zeigt, wie viel Freude diese Kinder für selbstverständlich erachten. Sie leiden sehr durch eine Trennung von den Eltern. ADHS oder autistischen Kindern, die in ihrer Welt gefangen sind, könnte die Essenz guttun.

Mit der *Glücksessenz* verbreiten die Menschen Glück und Freude. Sie hilft ihnen, glückseliger Leichtigkeit in ihrem Leben Raum zu geben, den Kopf nicht zu wichtig zu nehmen und sich mehr der Schönheit, Freude und Dankbarkeit hinzugeben. Das Glück wartet hinter der Tür, man muß es nur hereinlassen.

Diese Menschen sind so oft traurig und grämen sich. Kein Wunder, denn ihre Leber ist sehr belastet. Es fällt ihnen schwer zu glauben, daß einfache Mittel so schnell und dauerhaft helfen können. Doch irgendwo möchten sie schon erfolgversprechende Dinge ausprobieren oder im übertragenen Sinn Elixiere zu sich nehmen, da sie sich leicht überreden lassen.

Seelische Anwendungsbereiche

- Wenn alle angesagten Essenzen nicht helfen
- Verzweifelte Menschen, die „kein Licht am Ende des Tunnels sehen"
- Totale Hoffnungslosigkeit mit Depressionen
- Kinder, die durch Trennung von der Mutter oder anderen wichtigen Bezugspersonen leiden oder gelitten haben
- Für Menschen, die meinen, zu kurz zu kommen und dann in die Opferrolle fallen
- Sanftes Berühren der Haut erzeugt Glücksgefühle
- Nach sexuellem Übergriff
- Befreit von negativen Gedanken
- Das eigene Geschlecht anzunehmen, auch für Transsexuelle
- Neigung, aus Frust zu viel zu essen
- Fördert einen erholsamen Schlaf und vertreibt negative Gedanken

(>) Folge- und (+) Kombinationsessenzen

Leberbeschwerden + *Leberchakra Essenz, Papa Essenz*

Affirmation:

„Ich bin glücklich!"

41. Himmelsohr Essenz

Judasohr, Holunderschwamm – Auricularia auricula-judae

Hauptchakra

Nabelchakra – drittes Chakra

Leitthemen

Nicht hören wollen – Ohren

Saugt Unreinheiten auf – Lymphstauungen

Die grundsätzliche Wirkung

Dies ist die erste Essenz, die aus einem Pilz hergestellt wird: einem wie eine Ohrmuschel aussehenden Baumpilz. Bei Regen saugt er sich mit Wasser voll und schwillt bis auf das Zehnfache an.

Dieses Aufsaugen von Flüssigkeit gehört zum zentralen Thema der *Himmelsohr Essenz.* Der Mensch fühlt sich ausgedörrt. Seit langem hat er keinen einzigen Tropfen von dem bekommen, was die Sinne nährt. Also nimmt er, ohne zu differenzieren, was er bekommt. Folglich kann er gar nicht unterscheiden, ob die „(Seelen-)Nahrung" für ihn wertvoll bzw. passend ist. Seine ausgehungerte Seele sucht vergeblich in den Speisen nach Befriedigung.

Er ist dankbar für jedes kleine bißchen Zuspruch und saugt ihn förmlich auf. Dadurch fällt er Entscheidungen, die ihn später reuen. Seine Ohren hören nur das Schöne in den Worten des anderen, und dies kann ihn dermaßen verleiten, daß er sich wundert, wie er so blauäugig sein konnte.

Die Wirkung auf den Körper

Die Prüfungen gaben Hinweise auf gestautes, schwaches Gewebe. Tatsächlich wirkt die Essenz sehr segensreich bei älteren Menschen mit geschwollenen Beinen sowie generell bei Schwellungen und Wassereinlagerungen im Gewebe, vor allem im Bauchraum. Die Essenz hilft bei offenen Beinen mit Stauungsekzem und kann auch zur Vorbeugung von offenen Beinen eingesetzt werden. Um Stauungsödeme aufzulösen, ist es neben der Einnahme der *Himmelsohr Essenz* wichtig, sich möglichst viel zu bewegen. Doch mit ihr kann sogar das Bedürfnis erweckt werden, mehr in der Natur zu wandern.

Die Prüfungen haben uns auch Hinweise auf die Ausleitung von radioaktiven Belastungen im Körper gegeben. Dies hat sich bei unserem Besuch in Japan nach dem Reaktorunfall in Fukushima bestätigt.

Auch bei jahrelang bestehendem Drehschwindel konnte die Essenz erfolgreich eingesetzt werden.

Fallbeispiele: Juckreiz der Kopfhaut

1.Das lang anhaltende und oft unerträgliche Jucken der Kopfhaut verschwand nach dem Aufträufeln der Essenz auf den Kopf.

2. Ebenso half die Himmelsohr Essenz *einer Frau bei jukkender Kopfhaut, ausgelöst durch zweistündiges Einwirken von Henna.*

Körperliche Zustände

Ohren

- Tinnitus, Ohrgeräusche, Pfeifen
- Stechende Ohrenschmerzen
- Sorgt für Druckausgleich in den Ohren
- Taubheits-, Wattegefühl im Ohr und auf der Ohrmuschel
- Schwerhörigkeit
- Drehschwindel ausgehend vom Innenohr

Lymphstauungen

- Ödeme in den Fußgelenken
- Stauungsekzem an den Unterschenkeln
- Wassereinlagerungen im Bauchraum
- Regt das Wasserlassen an
- Entgiftend und blutreinigend
- Entgiftet bei radioaktiver Belastung

- Reinigt die Leber bei Lymphstauungen
- Schilddrüsenbedingte Stoffwechselstörungen
- Blutreinigend, blutverdünnend
- Juckreiz sehr heftig, möchte sich blutig kratzen
- Juckreiz der Kopfhaut nach Einwirken von Henna
- Impfschäden

Sonstiges

- Gelenkrheuma mit geschwollenen Gelenken
- Speichelfluß vermehrt
- Glaukom (erhöhter Augeninnendruck)

Die geistige Wirkung

Die Essenz kann helfen, aus belastenden Zuständen, die sich in einem angestaut haben, herauszukommen. Diese Belastung ist sehr ermüdend. Die *Himmelsohr Essenz* nimmt die Müdigkeit und macht aktiver. Bei Problemen mit anderen Menschen fällt es einem leichter, diese zu lösen, wodurch sich eine innere Gelassenheit einstellt.

Dieser Mensch spitzt gerne seine Ohren, um alles mitzubekommen. Lauschen bereitet ihm große Freude. Wogegen ihn schlechte Erfahrungen dazu bringen, immer mehr seine Ohren zu verschließen, notfalls auch mit den Händen. Er möchte das Unangenehme nicht mehr mitbekommen.

Es kann auch diese Kombination bei einem Menschen vorkommen: hört sehr gut, nur das nicht, was ihn belasten würde.

Seelische Anwendungsbereiche

- Beugt inneren Gefühlsstauungen vor
- Stärkt den Glauben
- Will unangenehme Dinge nicht wissen
- Blauäugigkeit

Anwendung und Dosierung

- Bei abendlicher Einnahme kann es zu häufigem Aufwachen mit Wasserlassen kommen.

(>) Folge- und (+) Kombinationsessenzen

Entgiftend bei tiefsitzenden Krankheiten

+ Hüter d. kosmischen Wahrheit, + Leberchakra Essenz, + Moorfee, + Strahl, + Sunrise, + Tierchakra Essenz

Lymphstauungen in den Achseln nach Brustoperation

+ Herzchakra Essenz, + Mama Essenz, + Stillsalbe

Affirmation:

„Ich bin gestärkt im Glauben!"

42. Jungbrunnen

früher Lithia Essenz

Lithiumhaltiges Quellwasser aus Ashland, Oregon, USA

Hauptchakra

Sexualchakra – zweites Chakra

Leitthema

Aufladung der körpereigenen Batterien

Die grundsätzliche Wirkung

Diese Essenz wird aus lithiumhaltigem Quellwasser hergestellt. Lithium ist ein seltenes und kostbares Element, das in der Industrie unter anderem für die Herstellung von Batterien verwendet wird. Im übertragenen Sinn bedeutet dies: Sind unsere Batterien für Körper, Geist und Seele erschöpft, so hilft uns die *Jungbrunnen Essenz*, sie wieder aufzuladen.

Außerdem geht es bei der Essenz um Bewußtheit in Bezug auf die übermäßige männliche Kraft. Mit der *Jungbrunnen Essenz* wird ein Ausgleich der mißgeleiteten männlichen Sexualkraft angestrebt, wodurch Gewalt, Streit und Krieg verhindert werden könnten.

Die Wirkung auf den Körper

Die *Jungbrunnen Essenz* wirkt, worauf ihr Name schon hindeutet, zauberhaft auf den Körper, indem sie die Organe und das Gewebe verjüngt, welche vorschnell angefangen haben zu altern. Altern ist natürlich ein relativer Begriff, und hier gilt es zwei Punkte zu unterscheiden: die erblich bedingten und die erworbenen Schwächen. Bei letzteren sind krankhafte Veranlagungen (Miasmen) über das normale Maß aktiviert worden. Die Hauptwirkung der *Jungbrunnen Essenz* richtet sich auf die aktivierten Miasmen, welche dann im Körper den Alterungsprozeß beschleunigen. Je hochgradiger die Aktivierung, umso schneller verläuft dieser Prozeß.

In den Wechseljahren beugt sie Unruhe und Hitzewallungen vor. Die Frau gelangt langsam in den neuen Lebensabschnitt ohne sich selber und andere zu stressen. Bei erblich bedingtem vorzeitigen Altern werden noch weitere Essenzen in Kombination mit der *Jungbrunnen Essenz* notwendig sein.

Fallbeispiele:

1. Zungenlähmung

Zunge und Sprachorgane waren bei einem Kranken mit ALS (Amyolotrophe Lateralsklerose, eine Motoneuronenerkrankung) gelähmt. Er stellte sich in der CBE-Ausbildung als Life-Fall vor. Da seine linke Hand schwach war und durch

Kälte leicht verkrampfte, erhielt er die Jungbrunnen Essenz. Nach einem Tropfen konnte er sich gleich für alle hörbar viel besser artikulieren. Wegen der Lähmungen erhielt er außerdem einen Tropfen der Waldfee Essenz. *Dadurch wurde seine Zunge noch beweglicher. Er konnte sie wieder zwischen Oberkiefer und Wange stecken, was ihm seit einem Jahr nicht möglich gewesen war.*

2. Vergiftung bei einem Hund

Ein Golden Retriever hatte einen vergifteten Köder gefressen. Er erbrach alles, bekam Fieber und wurde völlig apathisch. Wegen seines lebensbedrohlichen Zustands gab ihm der Tierarzt kreislaufanregende Medikamente. Trotzdem blieb der Hund weiterhin schwach, aß und trank nichts. Nach einem Tropfen der Jungbrunnen Essenz wurde er sofort aktiv, sprang von seinem Lager auf, wedelte mit dem Schwanz und leckte dankbar die Hände seiner Herrin ab. Die Besserung hielt an, und als Nebeneffekt bemerkte die Besitzerin eine Verjüngung. Der schon ältere Hund fing wieder an zu spielen und wurde neugierig wie ein junger Hund. Auch sein Freßverhalten änderte sich, indem er plötzlich eine Vorliebe für Obst wie Brombeeren entwickelte.

3. Durch Frost geschädigte Pflanzen

Zwei Seidenbäumchen waren durch Frost scheinbar eingegangen. Durch das Gießen mit der Jungbrunnen Essenz bildeten sich neue Triebe.

Körperliche Zustände

Gelenke

- Arthrose, stechende Schmerzen in den Gelenken
- Steifheit
- Aufrichtung der Wirbelsäule
- Stechende Schmerzen in Knien und Wirbelsäule beim Bergabgehen
- Schont die Knie beim Wandern, vermittelt Sicherheit und Kraft beim Bergabsteigen, vermindert die Angst vor Stürzen
- Kopfschmerzen vom Atlas ausgehend
- Kälte verschlimmert die Beschwerden (ALS) – v.a. bei Gelenksbeschwerden

Altersbedingte Beschwerden

- Altersschwerhörigkeit
- Verjüngungsessenz bei frühzeitiger Alterung
- Verlust der Libido im Alter
- Wiederherstellung der Schöpfungs- oder Sexualkraft
- Beugt Alterung und Ergrauen vor
- Glättet faltige Haut
- Hitzewallungen im Klimakterium (Wechseljahre)

Sonstiges

- Gibt Kraft nach dem Fasten

- Zähne locker im Alter
- Ober-, Unterkiefer taub
- Heuschnupfen
- Hustenreiz vom Kehlkopf ausgehend; Schmerz vom Ohr zum Hals
- Knochentuberkulose
- Nach Vergewaltigung
- Lithiumvergiftung: durch Medikamente oder Lithiumbelastung der Luft v.a. in lange sichtbaren Kondensstreifen von Flugzeugen, sich wie benebelt, betrübt fühlen; Kopfschmerzen

Die geistige Wirkung

Über seine Grenzen zu gehen, stellt in jedem Lebensabschnitt eine große Herausforderung für Körper, Geist und Seele eines Menschen dar. Manche entscheiden sich schon recht früh, den Weg der Stagnation einzuschlagen, da ihnen das Leben als zu mühselig erscheint. Doch je älter die Menschen werden, desto mehr verfallen sie dem Glauben, daß es mit ihnen nun auch körperlich und geistig bergab gehen müsse. Sie tun immer weniger, um ihre Beweglichkeit zu fördern, und so wird auch ihre Denkweise weniger flexibel als in der Jugend. Die *Jungbrunnen Essenz* ist uns dabei behilflich, starre Vorstellungen und Überzeugungen loszulassen. Jede Erstarrung und Einengung führt zudem zu einer gewissen Zwanghaftigkeit. Diese Essenz hat die Kraft, besonders Männer von zwanghaften sexuellen Bedürfnissen zu befreien, die mißbräuchlich eingesetzt werden, um die Frau zu kontrollieren und zu demütigen. Sie hilft aber auch den Opfern, sich von diesem Mißbrauch zu befreien und die Wunden heilen zu lassen.

In festgefahrenen Situationen, in denen es weder vor- noch rückwärts zu gehen scheint, führt diese Essenz aus der Erstarrung und gibt Mut, seinen beschwerlichen Weg zu gehen und die Kraft, seine Grenzen zu überwinden.

Seelische Anwendungsbereiche

Erstarrung, vorzeitige Alterung

- Für Menschen, die seelisch, körperlich und geistig erstarrt sind
- Ein Jungbrunnen für Menschen, die sich alt fühlen
- Erstarrte Denkweisen auflösen
- Verzweiflung, weil die Kontrolle über sich selbst fehlt
- Verleiht Flügel; sich wie getragen fühlen
- Bewußt seine Schritte lenken
- Wieder Vertrauen in die eigenen Füße erhalten
- Knie schlottern nicht mehr vor Angst
- Rückgrat beweisen, sich für etwas entscheiden
- Etwas Altes hinter sich lassen können

Manisch-depressive Verstimmungen

- Himmelhochjauchzend oder zu Tode betrübt
- Bipolare Störungen
- Manische Verschwendungssucht
- Alleine depressiv, in Gesellschaft aufgeputscht
- Gutes Mittel in der Psychiatrie, Schizophrenie
- Bei Süchten – auch Spielsucht
- Depressionen nach Impfung bei Schulkindern
- Unruhe, Nervosität, Depressionen in den Wechseljahren

Sexualneurose

- Männer, die stark bestimmend auf Frauen einwirken, bis zum Mißbrauch – Machos
- Mißachtung der Würde der Frau
- Hilft der Frau, ihre Würde wiederzufinden

Sonstiges

- Fördert den Wunsch nach innerer Ruhe und Flexibilität im Denken
- Burnout-Prophylaxe und -Behandlung
- Risikofreudigkeit nimmt wieder zu

Anwendung und Dosierung

Nach sexuellem Mißbrauch: innerlich verabreichen und äußerlich die Salbe auftragen.

(>) Folge- und (+) Kombinationsessenzen

> folgt der *Zellessenz*

Altersschwerhörigkeit
+ *Blauer Strahl,* + *Himmelsohr Essenz*

Für ältere Menschen
+ *Zellessenz,* + *Magnetische Essenz*

Beugt Haar- und Hautalterung entgegen
+ *Zellessenz*

Große körperliche Schwäche
+ *Auferstehungsessenz*

Burnout
+ *Entspannungsessenz,* + *Herzchakra,* + *Schulterchakra*

Heuschnupfen
+ *Auferstehung,* + *Gelbe Teichrose,* + *Glücksessenz,*
+ *Juwel der Essenzen*

Wandern in den Bergen
+ *Magnetische Essenz,* + *Medulla* + *Wiege des Herzens*

Frostschäden bei Pflanzen
+ *Schneebeere Essenz*

Affirmation:
„Ich bin die Kraft der Verjüngung!"

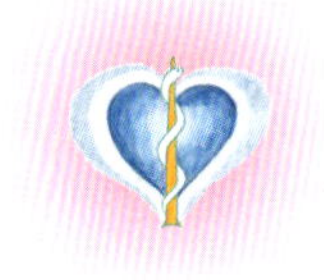

43. Mama Essenz

Große Sterndolde – Astrantia major

Hauptchakren

Sexualchakra – zweites Chakra
Herzchakra – viertes Chakra

Leitthema

Mütterliche Liebe und Fürsorge

Die grundsätzliche Wirkung

Die Mama Essenz wirkt in zweifachem Sinn auf die Mam(m)a, sowohl auf die Mutter, liebevoll Mama genannt, als auch auf die Mamma, die weibliche Brust, und zugleich auch auf die Mutterbänder, die die Gebärmutter halten. Beide Körperteile sind wesentlich mit dem Muttersein verbunden.

Die *Mama Essenz* hat sich als äußerst wertvoll herausgestellt, um das Selbstwertgefühl der Frau in Bezug auf das Stillen und Muttersein zu stärken. Immer weniger Frauen trauen es sich heutzutage noch zu, ein Kind auf dem normalen Geburtsweg oder gar zu Hause zur Welt zu bringen. In Deutschland wird inzwischen jedes dritte Kind per Kaiserschnitt geboren, Tendenz steigend.

Körperliche Zustände

Brust

- Schmerzhafte Schwellung der Brüste, schlimmer beim Liegen auf der Brust und vor oder während der Periode
- Knoten in der Brust
- Stillprobleme: Milchstau, Brustentzündung
- Verbesserung der Milchqualität
- Mütter, die ihre Kinder nicht stillen wollen oder können
- Säuglinge, die trotz guter Milchqualität die Brust ablehnen

Gebärmutter

- Ziehende, stechende Schmerzen in den Mutterbändern in der Schwangerschaft
- Rigider Muttermund bei Erstgebärenden
- Schmerzhafte Nachwehen
- Zur Rückbildung der Gebärmutter nach der Geburt
- Schwache Mutterbänder
- Gebärmuttervorfall
- Nach Abort oder Abtreibung

Die geistige Wirkung

Die *Mama Essenz* hilft Frauen, die unter dem Verlust ihrer Liebesfähigkeit ihren Kindern gegenüber leiden. Starker Streß oder partnerschaftliche Probleme schwächen ihre Nerven, und das Herz fühlt sich wie zugeschnürt an, so daß sie sich nicht in der Lage fühlen, ihren Kindern die liebevolle Zuwendung zu geben, die sie benötigen. Meist können sie innerhalb weniger Tage, dank der *Mama Essenz,* ihr Glück wieder gemeinsam mit ihren Kindern genießen.

Auch Menschen, die früh ihre Mutter verloren haben, nie echte Mutterliebe erlebten oder nicht lange genug gestillt wurden, wissen die *Mama Essenz* zu schätzen. Dieser Mangel kann sich zum Beispiel durch zu langes Daumenlutschen oder zu langes Trinken aus der Flasche äußern. Sollte der Mangel nicht gestillt werden, so kann sich später eine Neigung entwickeln, der Flasche zu verfallen.

Die Mutter ist die tragende Kraft in unserer immer noch sehr patriarchalisch ausgerichteten Gesellschaft. Wenn es Kindern an Mutterliebe mangelt, fehlt ihnen das bedingungslose Vertrauen, das die Mutter in ihre Kinder hat. Und dieses Vertrauen ist es, welches Menschen jegliche Schwierigkeiten überwinden läßt. Sonst können sie sich unter Umständen ihr ganzes Leben wie verloren fühlen, als hätten sie ihre Mutter verloren oder nie gehabt.

Seelische Anwendungsbereiche

- Stärkung der mütterlichen Gefühle
- Sich mutterseelenallein fühlen
- Sehnsucht nach Mutterliebe
- Verlust der Liebesfähigkeit der Mutter
- Liebesverlust innerhalb der Familie
- Geringes Urvertrauen
- Sich hilflos fühlen, oft schon bei kleinen Schwierigkeiten
- Entscheidungshilfe bei ungewollter Schwangerschaft
- Kinder, die ihre Mutter früh verloren haben
- Adoptierte Kinder
- Daumenlutschen
- Zum Abstillen, Abgewöhnen von Schnuller oder Nuckelflasche
- Fingernägelkauen
- Lecken oder Lutschen an Stoffzipfeln
- Eßstörungen, die mit einer schwierigen Beziehung zur Mutter einhergehen
- Depressionen nach der Geburt
- Schenkt Glück, Liebe und Geduld gegenüber den Kindern
- Stärkt das Selbstwertgefühl der Frau für Muttersein und Stillen

Einsatzbereich bei Tieren

Die *Mama Essenz* wirkt auch bei Tieren auf die mütterlichen Gefühle bzw. auf das Gesäuge und die Mutterbänder. Sie hat bei Katzen, Schafen und Kühen den Mutterinstinkt erweckt, wenn diese ihre Jungen nicht annehmen wollten. Umgekehrt hat sie Tieren geholfen, die sich nicht richtig des Lebens erfreuen konnten, weil sie entweder früh ihre Mutter verloren hatten, nie echte Mutterliebe erlebten oder nicht lange genug gesäugt wurden. Tieren, die unter der fehlenden Mutterliebe leiden und dies durch übermäßiges Lecken oder Saugen ausdrücken, können mit der *Mama Essenz* in wenigen Tagen von dem zwanghaften Ersatzverhalten befreit werden.

- Schleck- und Leckbedürfnis
- Für Tiere, die ihre Jungen nicht annehmen wollen
- Schmerzhafte Entzündung des Gesäuges

Anwendung und Dosierung der Salben

Die *Mama Salbe* eignet sich sehr gut zum Auftragen auf die Brust bei allen Beschwerden oder Erkrankungen der Brust und der Mutterbänder.

Die *Mama Essenz* ist der wichtigste Bestandteil in der Stillsalbe und der Brustschutzsalbe. Die *Stillsalbe*, eine Kombination von mehreren Essenzen, sollte schon mindestens zwei Wochen vor der Geburt eingesetzt werden, um für einen entspannten, schmerzfreien Milcheinschuß zu sorgen. Die Stillsalbe beugt Brustentzündungen vor und sorgt für eine schnellere Heilung. Nach der Geburt auf den Unterleib auftragen, damit sich die Gebärmutter schneller zurückbildet und um schmerzhafte Nachwehen zu mildern.

Die *Brustschutzsalbe*, eine Kombination von mehreren Essenzen, wird bei rissigen, schmerzhaften Brustwarzen eingesetzt. Sie kann auch schon vor der Geburt auf die Brustwarzen aufgetragen werden.

(>) Folge- und (+) Kombinationsessenzen

> Die *Papa Essenz* kann bei Problemen mit den Eltern als Folgeessenz in Frage kommen.

Gestörte Mutter-Kind-Beziehung
+ *Herzchakra Essenz*

Gebärmuttervorfall
+ *Erwachen des Bewußtseins*

Affirmation:
„Mütterliche Liebe umhüllt mich!“

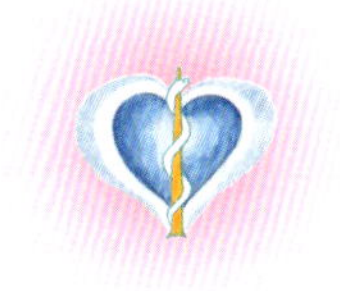

44. Milzchakra Essenz

Milzkraut – Chrysosplenium alternifolium

Hauptchakren

Milzchakra

Sexualchakra – zweites Chakra

Leitthema

Zentrierung der Sexualkraft zur Weiterentwicklung der Seele

Die grundsätzliche Wirkung

Die Milz ist mitverantwortlich für ein gut funktionierendes Immunsystem. In früheren Zeiten kam der alljährlichen Frühjahrskur zur Reinigung der Milz, des Blutes und der Entgiftungsorgane eine übergeordnete Bedeutung zu. Heutzutage wird die Pflege der Milz eher vernachlässigt, gelinde ausgedrückt. Dabei ist sie ein sehr wichtiges Organ und freut sich über den Einsatz der *Milzchakra Essenz*.

Diese Essenz will uns dabei behilflich sein, wieder in die Ordnung zurückzukehren, um das Leben strukturierter zu gestalten. Besonders sorgt sie für eine einwandfreie Funktion des Sakral- oder Sexualchakras.

Über die Harmonisierung des Sakralchakras vermag die *Milzchakra Essenz* die Seele in ihrer Weiterentwicklung zu fördern. Dies wiederum ermöglicht dem Menschen, sich gut zu erden, wodurch Unterleib, Beckenboden und Herz immer besser miteinander agieren und sich aufeinander einstimmen können. Außerdem kann diese strukturierende Kraft eine entschlossene Stärke und Ruhe im Menschen erzeugen.

Die gewaltige, den ganzen Organismus umstimmende Wirkung ist sehr still, sanft und unauffällig, jedoch schnell. Es hängt auch davon ab, wie reaktionsschnell der gesamte Organismus ist und wie wenig belastet durch konventionell angebaute Nahrungsmittel und Umweltgifte.

Die Wirkung auf den Körper

Bei Lymphdrüsenschwellungen, vor allem im Hals- und Leistenbereich, die sich zu harten Knoten auswachsen können, ist an die *Milzchakra Essenz* ebenso zu denken wie bei Lymphstauungen in den Fußgelenken und Unterschenkeln, die sich bis in die Oberschenkel erstrecken können.

Ferner hat sie eine sehr günstige Wirkung auf Verklebungen in den Geweben und möglicherweise in den Faszien. Auch bei Unfruchtbarkeit infolge einer Verklebung der Eileiter ist ihr Einsatzbereich gegeben.

Bei einer Verletzung der Milz sollte diese Essenz eingesetzt werden, um einer Entfernung vorzubeugen. Wenn die Verletzung nicht lebensbedrohlich ist, sollte das Organ noch eine Chance zur Regeneration erhalten. Bei der Behandlung einer sehr alten Milzverletzung kann dieser Zusammenhang deutlich erkannt werden. Nach der Entfernung eines Organs ist es sehr wichtig, die entsprechende Essenz und Salbe über längere Zeit einzusetzen. Die *Milzchakra Essenz* sollte Frauen auch nach der Entfernung von Eierstöcken und Uterus gegeben werden.

Sie hat auch einen guten Einfluß, wenn der Lymphfluß im Knie blockiert ist und es zu Stauungen in den Oberschenkeln kommt.

Körperliche Zustände

Milz und Lymphdrüsen

- Milzbeschwerden
- Verletzungen der Milz
- Nach Milzentfernung
- Lymphdrüsenschwellungen und Lymphstauungen, v.a. in Hals, Leisten und Knien
- Brennen der linken Leiste bis zu den Zehen
- Morbus Hodgkin
- Leukämie

- Stärkung des Immunsystems
- Reinigende Wirkung auf Blut, Lymphe und innere ungesunde Strukturen

- **Schlafstörungen durch**
- Restless Legs (unruhige Beine)
- Wadenkrämpfe
- Unkontrollierte Handlungen als eine Folge der unterdrückten Sexualkraft
- Schlaflosigkeit wegen starker Hitzeentwicklung
- Nachtschweiß
- Ohrenstechen
- Wachstumsschmerzen

- **Sonstiges**
- Bringt Harmonie in Sexualorgane und Unterleib
- Nach künstlicher Befruchtung
- Strahlenschäden
- Epstein-Barr-Belastung nach Hepatitisimpfung
- Stirnkopfschmerzen, die zu den Ohren ziehen
- Kratzen im Hals und unterm Brustbein
- Lockere Zähne
- Bauchkneifen vor dem Stuhlgang
- Schleimiger Stuhl
- Colitis ulcerosa
- Stechende Schmerzen in den Fingern

Die geistige Wirkung

Die *Milzchakra Essenz* ist hilfreich vor und in der Pubertät, um die aufkeimende Sexualkraft mit dem Herzen zu verbinden und dadurch auch für mehr Erdung und Struktur zu sorgen. Sie kann verhindern, daß der junge Mensch sich im Chaos oder in Süchten verliert.

Seelische Anwendungsbereiche

- Führt zu einer starken Erdung
- Hebt Trennung zwischen Herz und Unterleib auf
- Sexuelle Perversion
- Entfremdung von der göttlichen Sexualkraft
- Fördert einfühlsame und offene Sexualität
- Vermittelt Kraft, Stärke und Ruhe
- Verleiht das Gefühl von Geborgenheit und Schutz
- Hilft bei Schreckhaftigkeit
- Fördert Struktur und Ordnungssinn
- Hilfreich, um aufgestellte Behauptungen zu überprüfen
- Will nicht genormt sein, Angst anormal zu sein
- Konventionen und Normen durchbrechen
- Wenn die Ängste benannt werden, verlieren sie ihre Macht
- Neigung etwas zu verheimlichen, zu verstecken

(>) Folge- und (+) Kombinationsessenzen

Unterstützend sollte bei Verletzungen der Milz die

+ *Zellessenz* zur Anregung der Zellregeneration gegeben werden sowie die
+ *Princess Flower Essenz*, um aus dem Unfallschock herauszukommen.

Suchtgefahr in der Pubertät vorbeugen

+ *Pfad des Herzens,* + *Tierchakra Essenz*

Ordnung und Struktur ermöglichen

+ *Waldfee,* + *Bond,* + *Curry,* + *Princess*

Fördert einfühlsame Sexualität

+ *Venus*

Affirmation:
„Ich ehre mein Christus-Selbst!"

45. Nierenchakra Essenz

Geld-, Pfennig-, Glücksbaum – Crassula ovata

Hauptchakren

Nierenchakra

Wurzelchakra – erstes Chakra

Leitthema

Sich von dem trennen oder abwenden,
was nicht den lichtvollen Weg gehen will

Die grundsätzliche Wirkung

Mit der Bewußtwerdung über die Anteile in einem selbst, die nicht den lichtvollen Weg gehen wollen, bekommt der Mensch durch die *Nierenchakra Essenz* die Kraft, Nein zu ihnen zu sagen. Er spürt eine machtvolle Energie, die ihm hilft, sich von dem, was dem Licht entgegensteht, zu trennen. Mit seinem „Nein!“ lernt der Lichtträger immer konsequenter Grenzen zu setzen.

So kann der Mensch seine Beziehung zu den Familienmitgliedern bereinigen, mit denen es Schwierigkeiten gibt, und die Heilung uralter psychischer Verletzungen ermöglichen. Durch seine verbesserte Erdung kann er sich leichter mit Mutter Erde verbinden. Dies läßt ihn so unerschütterlich sein wie ein Fels in der Brandung. Er darf jetzt mit sich selbst und allen Wesen in Frieden sein.

Die Wirkung auf den Körper

Bei einer eingeschränkten Nierenfunktion oder sogar drohender Dialyse ist der Einsatz der *Nierenchakra Essenz* neben dem *Blauen Strahl* unverzichtbar.

Die Essenz aktiviert die Sinne, schärft das Gehör und den Geruchssinn und verbessert das Sehvermögen.

Außerdem hat sie eine starke Wirkung auf Mund und Zähne. Bei Erkältungsneigung hat sie ebenfalls eine gute Wirkung gezeigt sowie bei Rückenschmerzen oder einem Bandscheibenvorfall in Höhe der Nieren.

Körperliche Zustände

Nieren

- Nierenbeschwerden, -funktionsschwäche
- Dialyse
- Verfrorenheit, kalte Extremitäten
- Scheut sich vor kaltem Wasser, kalt duschen etc.
- Bleierne Müdigkeit – hat wenig Feuer; dabei schwere Füße und trockenen Mund
- Bandscheibenvorfall in Nierenhöhe
- Häufiges Wasserlassen

Nase

- Nasenwurzel und Nasennebenhöhlen
- Bei Erkältungen macht sie die Nase frei
- Druck in der Nase, einseitig, bis ins Ohr

Sonstiges

- Verbessert das Sehvermögen
- Zahnschiefstand, nach vorne stehende Frontzähne
- Zahnschmerzen, entzündetes Zahnfleisch
- Schwindel mit dem Gefühl, nach vorne zu kippen
- Neigung zu Anämie
- Rheuma und Gicht mit verdickten Fingergelenken

Die geistige Wirkung

Menschen mit einer Nierenschwäche sind sehr belastet durch ihre starken Ängste und ihre andauernde Unsicherheit. Sprichwörtlich neigen sie dazu, „kalte Füße zu bekommen“. Die *Nierenchakra Essenz* nimmt einem die Angst, sich auf die Intuition vertrauensvoll einzulassen.

Außerdem ist sie wichtig für unterdrückte Menschen. Hilft, sich von den Unterdrückern zu befreien, und verleiht das Gefühl, als sei einem eine Last von den Schultern genommen. Dem Dunklen in uns und um uns herum darf durch negative Gefühle wie Haß keine Macht gegeben werden, sondern es soll immer Liebe gesandt werden, um es zu erlösen.

Seelische Anwendungsbereiche

- Hilfreich, um sich von dem zu trennen, was dem Licht im Wege steht
- Beziehungsprobleme
- Reinigt die Gefühlsebene in Bezug auf Partnerschaft
- In schwierigen Beziehungen Nein sagen können
- Läßt alles mit sich machen und kommt selber zu kurz
- Menschen, die sich leicht unterdrücken lassen
- Traurigkeit nach sexuellem Mißbrauch
- Dünnhäutig, sensibel
- Schüchtern, ängstlich, unsicher
- Wenig Vertrauen in die eigene Intuition
- Die eigene Identität bewahren
- Befreiung von Süchten
- Hilft Kindern vom Ritalin wegzukommen

Anwendung und Dosierung

Bei sehr kalten Füßen die *Nierenchakra Salbe* auf Nieren und Fußsohlen einreiben.

Bei Dialysepatienten morgens und abends abwechselnd die Salben vom *Blauen Strahl* und der *Nierenchakra Essenz* auf die Nieren auftragen und von beiden Essenzen 3 x täglich 3 – 5 Tropfen geben.

Hierbei ist auch immer die Impftoxinausleitung mit einzubeziehen. Wobei mit der *Moorfee Salbe* angefangen wird und weitere Chakrablüten Essenzen folgen, je nach den Belastungen, die durch die verschiedenen Impfstoffe entstanden sind.

Bei Menschen im Koma die Fußsohlen einsalben oder als Spray einsetzen.

(>) Folge- und (+) Kombinationsessenzen

> Bei gestörter Nierenfunktion folgt sie dem *Blauen Strahl.*

> Bei Unterdrückung folgt sie der *Tierchakra Essenz.*

Frontzähne stehen nach vorne

+ *Amaryllis Essenz, Entspannung, Hüfte, Blauer Strahl*

Allgemein bei Zahnschiefstellung

+ *Blauer Strahl*

Befreiung von Süchten

+ *Leberchakra Essenz* zur Entgiftung
+ *Tierchakra Essenz, Befreiung, Herz, Jungbrunnen, Milz, Pfad des Herzens, Rad, Solarplexus*

Affirmation:

„Ich tanze in der sprudelnden Kraft der Freude!“

46. Pfad des Willens

Blätter der Weißbuche – Fagus sylvatica

Hauptchakren

Nabelchakra – drittes Chakra

Stirnchakra – sechstes Chakra

Kehlkopfchakra – fünftes Chakra

Leitthemen

Unterdrückung der eigenen Bedürfnisse

Unwürdig, das eigene Wesen zu achten und zu lieben

Fremdem Willen gefügig sein

Die grundsätzliche Wirkung

Im Nabelchakra liegt unter anderem der Sitz der wahren Bedürfnisse. Wahr im Sinne von dem, was einem Menschen zutiefst eigen und nicht durch eigene oder fremde Vorstellungen, Meinungen, Ideale u.v.a. verstümmelt worden ist. Ein Großteil von diesen unterdrückenden Einprägungen wird von anderen Menschen übernommen und zu den eigenen gemacht. Aus dieser Schwäche heraus neigt der Mensch dazu, dem Fremdwillen sehr hörig zu sein.

Dies ist mehr als ein vorauseilender Gehorsam, sondern ein absoluter, und demzufolge wendet sich dieser Mensch in letzter Konsequenz gegen seine ureigenen Bedürfnisse, da sie dem übernommenen Ziel – dem Willen des anderen – nicht entsprechen. Die eigenen Bedürfnisse werden sogar als unecht und unnütz abgetan, als eine unwürdige Empfindung, die das würdige Ziel beschmutzen würde. Dieser Mensch verliert auf die Dauer jegliches Gefühl für sich selbst, wodurch der Weg zu schweren zerstörerischen Krankheiten wie Krebs geebnet werden kann.

Die Essenz *Pfad des Willens* hilft dem Menschen, seine Bedürfnisse wieder wahrzunehmen und von einer höheren Warte aus zu betrachten. Sie schafft es, daß der Mensch sich wieder würdig fühlt, seine Bedürfnisse zuläßt, sie achtet und respektiert und dadurch wieder glücklich sein kann.

Die Wirkung auf den Körper

Die Essenz *Pfad des Willens* hat in dem Sinne eine reinigende Wirkung, als sie den Menschen dazu führt, den Körper von den unstimmigen Stoffen zu befreien, die sich durch nicht beachtete Bedürfnisse angesammelt haben. Der Körper ist nicht mehr von unpassenden Lebensmitteln und Medikamenten belastet und kann sich nun dem wirklichen Heilungsbedarf widmen.

Fallbeispiel: Kopfschmerzen

Eine Frau litt unter Schmerzen in der Kopfmitte, die sehr empfindlich war, als ob ein Deckel auf dem Kopf läge. Sie bekam durch den Pfad des Willens *auch einen klaren Kopf und konnte sich besser konzentrieren. Während der Einnahme lösten sich beim Naseputzen gelbliche verkrustete Absonderungen aus den chronisch verstopften Nasennebenhöhlen.*

Körperliche Zustände

- Bei langwierigen chronischen Erkrankungen, um den Durchbruch zu bewirken, auch bei Krebs
- Reinigung der Nasenneben-, Stirn- und Kieferhöhlen
- Geruchssinn sehr geschärft; Blumen riechen intensiv, Geruch wie verbrannt
- Geräuschempfindlichkeit; aber auch Wahrnehmung aller Geräusche, ohne daß es stört
- Druck auf den Kehlkopf
- Harnröhre: stechender Schmerz
- Die Sitzunterlage wird als sehr hart empfunden
- Krampfadern und Stauungen: Füße bis zu den Unterschenkeln wie in Stützstrümpfen oder wie einbetoniert
- Bluthochdruck

Die geistige Wirkung

Die Essenz *Pfad des Willens* gibt denjenigen Kraft und das nötige Durchsetzungsvermögen, die wissen, welchen Weg sie gehen wollen, aber nicht die nötige Kraft haben, ihn zu beschreiten.

Sie läßt die echten Bedürfnisse hochkommen und unbeirrbar spüren. Dies verhilft einem dessen gewahr zu werden, daß jetzt die Zeit gekommen ist, das Geschenk des Lebens zu würdigen, und dieses Geschenk nicht alleine aus Pflichten besteht. Unsere Bedürfnisse gehören zum Kernwesen der wundervollen und unendlichen Pracht der Natur. Wir erkennen, daß die eigentlichen Pflichten und Verantwortungen darin bestehen, diese Pracht zu umarmen, sie zu lieben, eins zu werden mit ihr und sie zu Ehren des Schöpfers zu immer wundervollerer Entfaltung zu bringen.

Diese Essenz hilft, uns für unsere wahren Bedürfnisse mehr Zeit zu nehmen. Sich rechtzeitig Ruhe und Erholung zu gönnen, nicht aus Gewohnheit zu essen, sondern vielleicht erst, wenn sich Hunger- und Durstgefühle melden, und dann nicht irgendetwas gedankenlos in sich hineinzuschütten und später sich einfach in eine Blume, einen Vogel oder einen Stein zu verlieren.

Lassen Sie sich vom *Pfad des Willens* „willenlos“ mitreißen in dem Gefühl: „Herr, ich lasse es geschehen“, und lassen Sie es sich dabei gut gehen.

Seelische Anwendungsbereiche

- Für Kinder, die keine Lust zum Lernen haben – macht die Mauer um sich durchlässig und läßt einen die andere Seite erleben; der Mensch hat wieder Lust und rafft sich auf
- Für willensschwache Menschen
- Möchte etwas verändern, eine Gewohnheit, bringt aber die Kraft dazu nicht auf
- Kein eigener Wille vorhanden
- Den Willen nicht aufgeben und kurz vorm Ziel nicht aufgeben
- Verleiht Kraft und Mut, das zu sagen, was man will
- Panische Reaktion auf starke Gerüche; auf dies alles eine Wut
- Ermöglicht besseren Zugang zum Scheitelchakra
- Ermöglicht eher auf Gott zu hören, als Menschen hörig zu sein
- Macht die Türen zu den verborgenen Schätzen im Herzen auf
- Erleichtert den Aufstieg zur nächsthöheren Ebene
- Läßt Verspannungen abfallen
- Ungeduld

Anwendung und Dosierung

Bei schweren Krankheiten sollte zusätzlich zur Essenz die Salbe auf das Nabel- und Stirnchakra sowie auf das erkrankte Körperteil aufgetragen werden.

(>) Folge- und (+) Kombinationsessenzen

Bei Druck auf dem Kehlkopfchakra folgt es dem *Blauen Strahl*

Bluthochdruck
+ *Herz,* + *Felsenherz,* + *Medulla,* + *Papa,* + *Solar*

Krebserkrankungen
+ *Herz,* + *Hüter,* + *Leber,* + *Solar,* + *Strahl,* + *Zell*

Krampfadern
+ *Venensalbe*

Affirmation:
„Herr, ich lasse es geschehen!"

47. Schneebeere Essenz

Schneebeere, weiße Knallerbse – Symphoricarpos albus

Hauptchakra

Stirnchakra – sechstes Chakra

Leitthemen

Eine Überspannung bis ins Hysterische
Knalltrauma
Trommelfellerguß
Erfrierungen

Die grundsätzliche Wirkung

Spannungen können unser Leben prägen. Um unser Leben in der Weise, wie wir es uns vorstellen, verwirklichen zu können, müssen wir lernen, mit Spannungen adäquat umzugehen. Eine Möglichkeit besteht darin, sie gar nicht an uns herankommen zu lassen. Bestimmte Worte oder Geräusche können dem Menschen, dem die *Schneebeere Essenz* guttäte, so zusetzen, daß sich sogleich eine Hysterie anbahnt und den Betreffenden zu vernichten scheint. Wo möglich hält er sich die Ohren zu, versucht wegzulaufen, schreit hysterisch oder reagiert auf laute Geräusche autistisch: zieht sich zurück und nimmt nichts mehr wahr.

Die *Schneebeere Essenz* hilft dem Menschen aus der Überspanntheit zu kommen und aus einer „gesunden Spannung" heraus seine Lektion zu lernen.

Die Wirkung auf den Körper

Die Folgen von Erfrierungen halten meist jahrelang an und werden unter Kälteeinwirkung noch unangenehmer oder führen zu Taubheitsgefühlen. Vor allem Ohren, Nase, Finger und Fußsohlen sind großer Kälte oftmals schutzlos ausgesetzt: Akute und chronische Ohrenbeschwerden entstehen oder ein Schweregefühl im Kopf, wobei die Zähne schmerzen können.

Der Schneebeere Mensch kommt mit der Kälte überhaupt nicht zurecht. Sie ist der Auslöser für alle erdenklichen Beschwerden, angefangen von Erkältungen über Lungenentzündung, Kälteurticaria bis hin zu Zahnschmerzen durch kalte Luft oder kaltes Wasser.

Bei Brustkrebs wird begleitend zur Chemotherapie eine Kälte- oder Kühlhaube eingesetzt, die viele Frauen überhaupt nicht vertragen. Hier wirkt die Schneebeere mit ihrer schönen Affirmation segensreich. Ebenso wenn das Ohr durch einen Schlag oder Knall verletzt wird, wie zum Beispiel beim Sprung aus größerer Höhe ins Wasser, einer Ohrfeige oder der Schlag einer Welle, worauf sich eine Entzündung oder ein Tinnitus entwickelt.

Fallbeispiele:

1. Erfrierung

Ein Arbeiter hatte sich beim mehrstündigen Putzen im Kühlhaus Erfrierungen an den Fingern zugezogen, eine Fingerkuppe wurde schwarz und taub. Etwa eine Woche später wurde die Schneebeere Essenz *auf die erfrorene Fingerkuppe aufgetragen. Schon nach relativ kurzer Einwirkungszeit von ca. zwei Minuten kam wieder Leben in das erfrorene Glied, und die schwarze Stelle hellte sich auf. Nach kurzer Behandlungszeit hatte sich die Fingerkuppe vollständig regeneriert.*

2. Lebensbedrohliche Unterkühlungen bei Betrunkenem

Ein 17-Jähriger fiel in einer kalten Winternacht unter Alkoholeinfluß um und lag bewußtlos sechs Stunden im Schnee bei – 9°C! In der Früh fand ihn ein Spaziergänger und rettete damit sein Leben. Seine Mutter gab ihm sofort Aconit C 200, Arnica C 200 und die Balsam Essenz *wegen der Schmerzen und behandelte ihn auch auf der Intensivstation weiterhin. Aus den blauen Erfrierungsflecken entwikkelten sich offene Wunden, die krustig wurden, aber mit der* Zellsalbe spezial (eine reichhaltigere Variante der Zellessenz, die sich zum Auftragen auf offene Wunden eignet) *rasch abheilten. Auf seine erfrorenen, tauben Finger gab sie die* Schneebeere Essenz *und verabreichte sie innerlich. Auch die Schmerzen in seinem linken Mittelohr verschwanden durch die Einnahme dieser Essenz. Zwei Wochen nach dem Sturz ging der junge Bursche wieder zur Arbeit, und eine weitere Woche später waren alle Folgen der lebensbedrohlichen Erfrierung vollständig geheilt.*

Körperliche Zustände

Beschwerden durch Kälte

- Erfrierungen, akute und Langzeitfolgen
- Kälteurticaria
- Infekte und Schmerzen durch Kälteeinwirkung
- Beschwerden durch Kühlhaube
- Eiskalte Hände und Füße, erwärmen sich nicht

Ohrenbeschwerden durch Knalltrauma

- Hörschäden, Schwerhörigkeit, Tinnitus durch Hörschäden, Tinnitus durch laute Musik, Geräusche, Knall, Verletzung der Ohren
- Ohrenentzündung nach Verletzung, Ohrfeige oder Kälte
- Hartnäckige Mittelohrentzündungen
- Verletzung des Trommelfells, Trommelfellriß
- Trommelfellerguß, wenn Paukenröhrchen eingesetzt werden sollen
- Ohrenentzündung nach Tauchen
- Verstopfte Ohren, Ohrenschmalzpfropf
- Druckausgleich im Ohr gestört

Sonstiges
- Zahnschmerzen durch Kälte, kalte Speisen oder Getränke nach Freilegen der Zahnhälse
- Reiseübelkeit bis zum Erbrechen
- Geruchssinn wird verfeinert
- Geruchswahrnehmung wie verbrannt
- Schwellung der Nasennebenhöhlen

Die geistige Wirkung

Es ist die innere Kälte der Seele, wodurch dem Menschen das Fühlen schwerfällt. Er fühlt sich wie eingefroren. Warme Herzensgefühle sind ihm fremd und so wendet er sich von Gott ab, ist aber der Meinung, Gott hätte ihn verlassen. Alles, was sein eingefrorenes Herz zum Schmelzen bringen könnte, Menschen, die eine tiefe Herzenswärme ausstrahlen, besonders in der familiären Umgebung, löst Reaktionen aus, die keiner von der stets kühl auftretenden Schneebeere erwartet. In diesen Momenten fühlt sie sich derart bedroht, daß der unverfrorene Anteil herausbricht, erst mit Worten, dann gerät sie immer mehr in Rage, beginnt um sich zu schlagen, hysterisch zu schreien und mit den schlimmsten Gräueltaten zu drohen, bis hin zu Morddrohungen an geliebten Menschen. Diesem extremen Verhalten liegt häufig ein Trauma zugrunde oder körperlicher Mißbrauch in frühester Jugend.

Die Schneebeere zeigt uns die Schattenseiten in uns, die man nicht gerne ansehen möchte. Man möchte unbekümmert seines Weges gehen. Wen kümmert schon das Göttliche? Ist man doch gesegnet von Gott: Ja, das sind wir auch, und diesen Segen müssen wir weitergeben. Solange wir das nicht weitergeben, sind die Ohren zu, man erfriert, erstarrt. Die Sonne mag man auch nicht sonderlich und würde sich für einen Sonnenaufgang nicht aus dem Bett quälen. Endstation ist die seelische Tiefkühltruhe oder das Borderline-Syndrom.

Der Borderline-Kranke neigt dazu, Personen, die ihm nahestehen, mit seinen Launen und zerstörerischen Verhaltensweisen zu dominieren und emotional zu erpressen.

Doch auch das genaue Gegenteil des Eingefrorenseins kennzeichnet die Schneebeere: eine Überspannung bis ins Hysterische. Durch ihre Komplexität kann sie auch bei schweren Persönlichkeitsstörungen helfen.

Menschen, denen die *Schneebeere Essenz* guttäte, neigen dazu, ihre Ohren bei problematischen Themen zu verschließen. Wenn ihnen dies nicht gelingt, geraten sie in größere Aufregung und Streß. Sind sie nicht in der Lage, diese Situation für sich zu lösen und bleiben darin gefangen, dann platzt die „Erbse“ mit einem Knall, und sie sind endgültig „platt“. Teilweise stürzen sie dann auch ins Selbstzerstörerische.

Seelische Anwendungsberciche

- Überdrehter, überspannter Zustand wie z.B. in der Pubertät
- Durchgeknallte Zustände – macht besonnen
- Hysterische Gemüter
- Widerspenstige Personen oder Tiere, v.a. Pferde
- Wenn einem das Lachen vergangen ist – macht einen wieder lustig
- Eigene Bedürfnisse wahrnehmen und beachten
- Große Prüfungsangst
- Verbote umwandeln in Herausforderungen
- Viel Spaß haben am Leben
- Zu ernsthafte oder zu alberne Menschen – Kichererbsen
- Achtsam sein mit den Energien, die man aussendet
- Autistische Reaktion auf laute Geräusche
- Für Menschen, mit dem man kein vernünftiges Wort reden kann
- Menschen/Kinder, die vor Zorn und Wut nicht zu beruhigen sind, können dann besser zuhören
- Wenn keine andere Meinung zugelassen wird

Anwendung und Dosierung

Die *Kälteschutzcreme oder -lotion* (enthält Schneebeere Essenz, Solarplexus Essenz, Herzchakra Essenz) ist als *Hand- oder Fußcreme* im Winter sehr hilfreich besonders für die zarte Kinderhaut, beim Wintersport, Arbeiten im Freien, Kühlhaus etc. oder als *Bodylotion* bei eingefrorener Gefühlslage.

Reiseübelkeit: Vor einer Autofahrt, wenn mit baldigem Erbrechen zu rechnen ist, bei Bedarf wiederholen.

(>) Folge- und (+) Kombinationsessenzen

Schwerhörigkeit + *Himmelsohr*, + *Jungbrunnen*
Schwerhörigkeit durch Mittelohrentzündung (Otitis)
+ *Zellessenz,* + *Essenz der Klarheit* (mit stinkendem Ausfluß), + *Himmelsohr Essenz,* + *Niere,* + *Blauer Strahl*
Starke Anspannung
+ *Entspannungsessenz*
Wahnsinnig werden, Hysterie, Borderline-Syndrom
+ *Little Helper*

Affirmation:
„Ich bin gesegnet von Gott!"

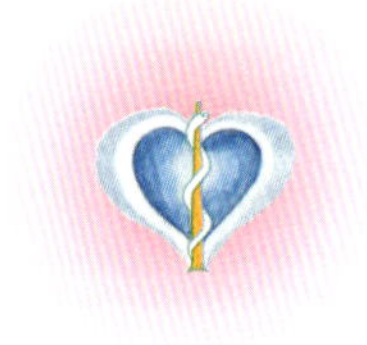

48. Wunderbaum Essenz

Orchidee – Phalaenopsis

Hauptchakren

Halschakra – fünftes Chakra
Sexualchakra – zweites Chakra

Leitthema

Dankbare Ehrfurcht vor Wundern heucheln

Die grundsätzliche Wirkung

Dieser Mensch, der die *Wunderbaum Essenz* in seiner dunklen Seite in sich trägt, vernichtet gerne das Gefühl der Dankbarkeit vor einem Wunder, jedoch oft so geschickt, daß es sich wie eine Anerkennung der Wunder Gottes anhört. Nur das Gefühl, das er uns verleiht, hat einen schlechten Beigeschmack.

Die Wirkung auf den Körper

Auf der körperlichen Ebene wirkt diese Essenz bei einem Zustand, in dem eine Leere herrscht, die alles Heilsame schluckt. Die passenden Essenzen können deswegen keine oder wenig Wirkung aufbringen.

Zur Zeit erhöhter radioaktiver Belastung kann die *Wunderbaum Essenz* gute Dienste leisten.

Fallbeispiel: Zysten auf den Stimmbändern

Eine ältere Frau litt an Zysten auf den Stimmbändern, die nicht nur beim Sprechen recht schmerzhaft waren und sie sehr beeinträchtigten. Sie waren schon einmal herausgeschnitten worden, jedoch wieder nachgewachsen. Eine erneute Operation wurde von den Ärzten abgelehnt, da der Eingriff zu riskant sei und lebensgefährliche Blutungen auslösen könnte. Die Patientin war verzweifelt und sah keinen Ausweg aus dieser sehr beengenden Situation, die sich in ihrem Hals an den Stimmbändern manifestiert hatte. In einer Chakrablüten Essenzen Sitzung erhielt sie einen Tropfen der Essenz aus der Orchidee, Phalaenopsis, woraufhin die Schmerzen sofort nachließen und bald völlig verschwanden. Diese Wirkung verlieh allen ein Gefühl eines Wunders, und die Essenz wurde sogleich Wunderbaum *genannt. Die Patientin nahm noch eine Weile täglich zwei Tropfen der Essenz ein. Auch zehn Jahre später hatte sich keine weitere Zyste gebildet.*

Körperliche Zustände

Hals, Stimmbänder

- Stimmbandzysten, schmerzhaft beim Sprechen
- Schilddrüsenerkrankungen: Über- oder Unterfunktion, Morbus Hashimoto

Beschwerden der Atemwege durch Radioaktivität
- Halsbeschwerden durch erhöhte Radioaktivität
- Reizhusten durch erhöhte Radioaktivität
- Bronchitis, hartnäckiger Husten
- Verschleimung, Auswurf festsitzend; fördert Schleim heraus

Genitalien
- Prostatavergrößerung
- Hodenschmerzen
- Genitalpilz mit brennendem, schmerzhaftem Juckreiz

Sonstiges
- Ohrenbeschwerden
- Blutvergiftung
- Knöchelbruch, -verletzung

Die geistige Wirkung

Es ist keine einfache Angelegenheit, die Wunder Gottes, welche durch die Demut gottgläubiger Menschen ermöglicht werden, in Worten darzustellen. Sollte der Mensch, der die *Wunderbaum Essenz* braucht, im Rampenlicht stehen wollen, benutzt er sehr geschickt prunkvolle Sätze. Versucht er jedoch sich in Demut zu üben, fehlen ihm die richtigen Worte und seine tiefe Verachtung zeigt sich.

Die Leere, die durch die fehlende Demut entsteht, versucht dieser Mensch mithilfe von aphrodisierenden Mitteln oder Drogen zu kompensieren.

Seelische Anwendungsbereiche

- Wortfindungsstörungen
- Aphrodisierende Wirkung, Libido verringert
- Gefühl, es kann nur noch ein Wunder helfen

Anwendung und Dosierung

Die *Wunderbaum Salbe* ist hilfreich bei Bronchitis, vor allem infolge radioaktiver Belastung.

(>) Folge- und (+) Kombinationsessenzen

> Folgeessenz des *Blauen Strahls* in Bezug auf das Halschakra und die Schilddrüse

> Folgt der *Magnetischen Essenz* und der *Medulla Essenz* bei erhöhter Radioaktivität.

> Frischer oder alter Knochenbruch: folgt der *Jacumbofee Essenz* und *Mango Essenz*

Genitalpilz

+ *Weisheit des Herzens*, + *Zellessenz*

Affirmation:

„Herr, erbarme Dich unser!"

49. Amaryllis Essenz

Ritterstern – Hippeastrum

Hauptchakra

Wurzelchakra – erstes Chakra

Leitthemen

Schönheit

Pünktlichkeit

Die grundsätzliche Wirkung

Schönheit ist eine Haltung. Haltung in dem Sinne, wie der Mensch sich hält, aber noch mehr, inwieweit er die Schönheit bewahrt. Schönheit bedeutet, die innere Schönheit in der äußeren Form auszudrücken – das Grundbestreben der Natur – welche dann die Bewunderung im Menschen erweckt. Menschen fällt es oft äußerst schwer, diesen schöpferischen Quell der reinen Freude und Lebendigkeit anzuerkennen: Erlangen sie große innere Schönheit, neigen sie dazu, dem Äußeren zu wenig Beachtung zu schenken, wodurch diese Schönheit zu sehr verdeckt wird. Umgekehrt leidet die innere Schönheit durch die Bemühungen, rein äußerlich schön zu sein. Hat der Mensch das Geschenk einer schönen äußeren Form bekommen, stört er sie oft durch Eitelkeit, Stolz oder andere ungünstige Eigenschaften.

Die Wirkung auf den Körper

Die *Amaryllis Essenz* wirkt dem Durcheinander der Grundfunktion des Verdauungstraktes entgegen. Der Magen-Darm-Trakt ist in dem Sinne gestört, daß er nicht mehr weiß, was für ihn dienlich ist und was nicht. Dadurch kann die Nahrung nicht richtig assimiliert werden, und es kommt zu Mangelerscheinungen.

Körperliche Zustände

Augen
- Entzündliche Augenbeschwerden
- Angeborene Sehstäbchenschwäche
- Fehlsichtigkeit

Zähne
- Zahnfehlstellungen
- Nach innen stehende Frontzähne, Überbiß

Rücken
- Tiefsitzende Rückenschmerzen
- Richtet Wirbelsäule auf
- Halswirbel knacken

Magen
- Druck im Magen wie schwere Steine
- Gluckern im Magen, brennen
- Übelkeit

Bauch
- Um den Bauchnabel schmerzhaft
- Oberbauch drückt
- Viel Bewegung im Bauch

Sonstiges
- Sehnenscheidenentzündungen
- Jucken am Kopf, auch Brennen am Kronenchakra
- brennende Kopfschmerzen
- Druck an der Niere
- Zunge brennt, Augen tränen (Heuschnupfen)
- Schmerz im linken Daumen (Grundgelenk), wie gequetscht
- Kniescheiben schmerzen

Die geistige Wirkung

Die Schönheit und der Rhythmus des Lebens gehen Hand in Hand. Der Rhythmus verschafft den Zugang zur Schönheit! Entwickelt der Amaryllis-Mensch ein Gefühl für die Zeit und nimmt sie sich, um die Schönheit zu pflegen, so geht er auf in dem sprudelnden Quell reiner

Freude und ewiger Lebendigkeit. Er kann aber auch dazu neigen, wenn er sich mit anderen vergleicht, sich selber häßlich zu finden oder sich sogar häßlich zu machen, um nicht aufzufallen. Die *Amaryllis Essenz* sorgt dafür, daß der Mensch sich selbst als Teil der Natur oder der Schönheit natürlicher Wesen anerkennt. Auf diese Weise gelingt es ihm, einen neuen Rhythmus in sich wahrzunehmen, weil er sich wieder an die Vielfalt der Natur anbinden kann. Erst dann ist er in der Lage, seinen Tagesablauf bestimmen und einteilen zu können.

Seelische Anwendungsbereiche

- Schönheit ins eigene Leben bringen
- Zugang zur Schönheit, besonders für Menschen, die sich selber als häßlich empfinden
- Glaubt, immer Widerstand leisten zu müssen
- Widerstand gegen die Heilung
- Was will ich am Leben erhalten, um meinen Weg zu gehen?
- Wählen, wie der Widerstand geleistet wird – liebevoll, kraftvoll oder aggressiv?
- Pünktlichkeit erreichen
- Zeitpläne einhalten
- Last-Minute-Syndrom
- Genau das herausfinden, was man braucht

(>)Folge- und (+) Kombinationsessenzen

> Richtet Wirbelsäule auf: folgt der *Magnetischen Essenz*

Sehstäbchenschwäche, Verbesserung der Sehkraft

+ *Licht des Herzens*

Zahnfehlstellung

+ *Blauer Strahl,* + *Entspannung,* + *Hüter der kosmischen Wahrheit,* + *Magnetische Essenz*

Affirmation:

„Diene deinem Leben!"

50. California Dream Essenz

Bleiwurz – Plumbago auriculata

Hauptchakra

Nabelchakra – drittes Chakra

Leitthema

Die geweihte Ausführung jedes einzelnen Schrittes

Die grundsätzliche Wirkung

Der Traum, den man verwirklichen will, die Vision, die der Mensch hat, will eine Realität werden. Sollte der Mensch den Traum nur noch in einer Ecke seines Herzens hegen oder sich im bloßen Reden darüber erschöpfen, fehlt jegliche Kraft, dem Traum in der Wirklichkeit die Form zu geben. Erst wenn der Mensch, geweiht von der Realisierung der Vision, seinen Fokus darauf richtet und die Vervollkommnung seines Plans Schritt für Schritt konzentriert durchzieht, entsteht der Traum als konkretes Werk in der realen Welt.

Der größte Traum eines jeden Menschen besteht darin, sich selbst zu erkennen. Die Neigung ist, andere Menschen eher zu erkennen als sich selbst.

Die *California Dream Essenz* hilft dabei, den eigenen Traum zu verwirklichen und sich die Erkenntnis aller Dinge zueigen zu machen. Oft genügt es schon, sich aus seiner Traumwelt in die Wirklichkeit zu begeben. Auf diese Weise würde der Traum real. Der Schleier der Illusion würde sich dann heben, wenn der Mensch bereit ist, die unter dem Deckmantel versteckten Schwächen als solche anzuerkennen.

Die Wirkung auf den Körper

Die Realisierung seiner Träume kostet den Menschen, der die *California Dream Essenz* braucht, so viel Kraft, daß er manchmal gar nicht in der Lage ist, irgendetwas zu tun. Manchmal rauben ihm schlimme Rückenschmerzen die Kraft.

Versucht er mit seiner Willenskraft gegen die Bedürfnisse des Körpers trotzdem weiterzumachen, kann der Kopfdruck oder Juckreiz, der an verschiedenen Stellen des Körpers auftreten kann, ihn sehr plagen, so daß er zwangsläufig aufhören muß zu arbeiten.

Körperliche Zustände

- Tiefsitzende Rückenschmerzen
- Darmgeräusche
- Juckreiz an Augen, Schädel, Kehlkopf oder Füßen
- Juckreiz durch Schwermetallvergiftung
- Heuschnupfen
- Intensiviert alle Sinne, Sehvermögen, Hör- und Geruchssinn
- Putzt alle Chakren durch
- Verschafft eine gute Erdung, verhindert Umfallen oder Schwanken

Die geistige Wirkung

Bei der Realisierung einer Vision hat man zwangsläufig mit Widerständen und Anfeindungen von Menschen zu tun. Auch Rückschläge werden mit Sicherheit vorkommen. Die Kraft der geweihten Vision läßt den Menschen jede Welle mit Gleichmut reiten.

Fühlt sich der Mensch demgegenüber noch nicht ganz gewachsen, nimmt ihn ein Engel an die Hand und führt ihn sicher zum Ufer.

Meistens ist es notwendig, die Auswirkungen früherer unverarbeiteter Rückschläge, die in den Chakren sitzen, zu bereinigen. Von ganz unten beginnend, reinigt die *California Dream Essenz* ein Chakra nach dem anderen bis zum Kronenchakra. Durch das Gefühl rückversichert zu sein, entsteht eine freudige Gewißheit.

Seelische Anwendungsbereiche

- Rückschläge gut überstehen können
- Entfernt den Schleier der Trauer
- Hilfreich, um seinen Visionen nachzugehen und sie mit Licht zu erfüllen
- Lichtspirale steigt von unten nach oben auf, um den eigenen Weg zu beleuchten
- Verleiht Mut zur Umsetzung neuer Ideen
- Lebensprüfungen akzeptieren
- Bewußtwerden der Lebensaufgabe
- Sich wieder auf seinen Weg konzentrieren können
- Gefühl für gegenseitigen Respekt

Anwendung und Dosierung

Zum Chakrenausgleich kann die Essenz nach einer Chakrablüten Heilsitzung eingesetzt, bzw. die Salbe auf die Wirbelsäule aufgetragen werden.

(>) Folge- und (+) Kombinationsessenzen

> Schwermetallentgiftung: folgt der *Sunrise Essenz*

Seine Visionen erkennen und durchsetzen
+ *Juwel*

Bewußtwerden der Lebensaufgabe
+ *Pfad des Herzens*

Juckreiz
+ *Leberchakra Essenz*, + *Tierchakra Essenz*

Rückenschmerzen
+ *Magnetische Essenz*

Affirmation:
„Ich bin Dein, Du bist mein!"

51. Currybaum Essenz

Bergera koenigii

Hauptchakra

Kehlkopfchakra – fünftes Chakra

Leitthemen

Struktur und Ordnung

Die grundsätzliche Wirkung

Wir leben in einer Welt, in der von vornherein kaum Struktur und Ordnung herrschen – zumindest nicht bei den Menschen. Die Natur strebt stets danach und ist unaufhörlich dabei, all die Unordnung, die der Mensch schafft, gleich wieder in die richtigen Bahnen zu lenken. Den Menschen jedoch fällt es schwer, zu erkennen, daß die Unordnung in ihrem Leben mit ihnen selbst zu tun hat und nicht mit den äußeren Umständen. Die Absicht, sich eine Frucht vom Baum abzureißen, ehe sie gereift ist, ist eine Eigenschaft des Menschen, die die Welt auf den Kopf stellt. Dem *Currybaum-Essenz*-Menschen fällt der Zugang zur Ordnung und dem Sinn dahinter schwer, sonst würde er nicht das Chaos in sein Leben ziehen, welches er aus tiefstem Herzen verabscheut.

Der *Currybaum-Essenz*-Mensch ist bemüht, wieder Ordnung in seinem Leben zu schaffen. Doch da die Menschen um ihn herum keinen Sinn für Aufräumen und Struktur haben, verschaffen ihm seine Bemühungen mehr Kummer als Frohmut. Seine Mitmenschen legen einfach los, ohne vorausschauend zu planen, wie eine Sache sinnvoll durchzuführen ist. Er schaut hilflos zu, wohl bewußt der Konsequenzen dieser Handlungen. Keiner will auf ihn hören, alle wollen sie nur gedankenlos, nach Lust und Laune, ihr Leben nach ihren Wünschen genießen.

Die Wirkung auf den Körper

Die *Currybaum Essenz* ist von Wichtigkeit bei teilweise extremen Verspannungen, welche aufgrund einer zu großen Bemühung, endlich mal Ordnung zu schaffen, entstehen. Besonders spürt man sie im Nacken. Aber die Augen können auch belastet werden, schmerzen und tränen, so daß die Sehkraft geschwächt wird.

Der Griff nach Alkohol, um sich zu entspannen, belastet die Nieren sehr und bringt auch weitere Unannehmlichkeiten mit sich, vor allem schmerzhafte.

Körperliche Zustände

Augen

- Augen tränen extrem, Tränensäcke
- Stechen im Auge
- Große Klarheit des Sehens

Gesicht, Kiefer, Nacken

- Gefühl von dicker Backe
- Kiefer und fehlende Zähne schmerzhaft
- Stiche im Oberkiefer
- Lymphknotenschwellungen in Hals und Achseln mit Stechen
- Nackenschmerz mit Verspannung
- Beim Einatmen fühlt sich die Luft in der Nase heiß an

Sonstiges

- Starker Schwindel
- Niereninsuffizienz
- Folgen von Alkoholabusus und Drogen
- Süchten verfallen

Die geistige Wirkung

Bevor wir mit einer Sache anfangen, sollten wir uns besinnen, was wir alles dazu benötigen. Danach erfolgen die nächsten Schritte: sortieren, strukturieren, ordnen. Eigentlich hat der *Currybaum*-Mensch nur vergessen das zu sagen, da es für ihn so selbstverständlich ist, daß vorher all die herrschende Unordnung beseitigt werden muß. Man muß sozusagen Tabula rasa machen. Tabula rasa ist das Beste, denn schon der Gedanke, einiges stehen zu lassen, von dem man meint, es könnte mal nützlich sein, schafft die Grundlage dafür, daß sich das Chaos erneut einschleicht. Die nicht beseitigten, herumstehenden Gegenstände behindern die Lichtung des Chaos, sie müssen hin und her geschoben werden. Der *Currybaum-Mensch* fragt: Warum nicht das unnütze Zeug gleich aussortieren? Er sammelt auch sehr gerne vieles um sich an und kann sich nur schwer von seinem Sammelgut trennen. Da das Sammeln ihm recht viel Spaß bereitet und das Aussortieren wenig, erzeugt diese Konstellation eine ungewollte Weigerung das Nötige zu tun. So verbringt er unnötig viel Zeit und Kraft mit dem hin und her Schieben der Objekte seiner Sammelleidenschaft. Dies geht ihm auf den Geist, und es steigen Ungeduld und Intoleranz.

Seelische Anwendungsbereiche

- Durch Ungeduld sich verleiten lassen, gegen alle Vernunft zu handeln
- Von der Ungeduld anderer nicht aus der Ruhe bringen lassen
- Stichwörter rufen alte Erinnerungen wach
- Sich den echten Gefühlen stellen
- Akzeptieren, daß andere sich nicht ihren Gefühlen stellen
- Nicht mehr fremden Autoritäten nachlaufen
- Hilft, Entscheidungen ganz bewußt zu fällen
- Klarheit bei Interaktionen mit anderen behalten
- Sich wie zwischen zwei Pole gespannt fühlen
- Gefühllosigkeit
- Traurigkeit
- Keine gute Erdung der Füße
- Ins Bodenlose stürzen
- Chakrenausgleich

Affirmation:

„Mensch erkenne dich selbst!"

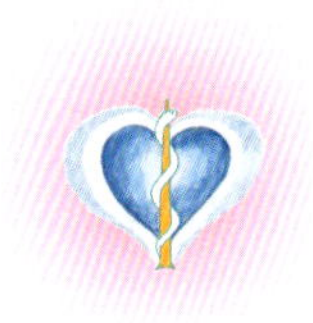

52. Felsenherz Essenz

Aus einem herzförmigen Fels hergestellt

Hauptchakra

Herzchakra – viertes Chakra

Leitthema

Versteinerung des Herzens setzt Blutgefäße unter Druck

Die grundsätzliche Wirkung

Jedes Organ befindet sich im Urrhythmus des Universums: sich ausdehnen und wieder zusammenziehen – einatmen, ausatmen. Das Herz ist das Paradebeispiel für diesen Rhythmus, da es unaufhörlich in absolutem Einklang mit dem ganzen Organismus seinen Dienst erfüllt.

Wenn aber die Außenwände des Herzens anfangen sich zu verhärten, wird der Prozeß des Ausdehnens immer mehr erschwert, denn die Innenwände müssen sich mit viel mehr Kraft entsprechend zusammenziehen, um die mangelnde Spannkraft und Elastizität des äußeren Herzmuskels auszugleichen.

Der *Felsenherz*-Mensch hat Schwierigkeiten, sein Herz zu öffnen und die liebevolle Tätigkeit seines Herzens zu achten. Stattdessen blickt er voller Strenge und Härte auf den unermüdlich arbeitenden Lebensquell seines Körpers. Sein Herz braucht so dringend die Freude, um sich aus der Versteinerung befreien zu können. Dieses Manko wirkt sich auch auf die Menschen in seinem Umfeld aus – sie leiden mit ihm, denn sie ahnen, daß der Glanz und die Sanftmut im Herzen dieser besonderen Person zu Schroffheit erstarrt sind. Sie erfüllen viele seiner Wünsche in Liebe zu ihm und in der Hoffnung, daß der Mensch doch irgendwann wieder weicher wird und sein schönes Leben nicht länger umsonst erschwert.

Die Wirkung auf den Körper

Die *Felsenherz Essenz* hat sich wunderbar bei Herzbeschwerden, besonders Bluthochdruck, bewährt. Das Wort Druck kennzeichnet diese Essenz. Sie kommt in Frage, wenn in einem Körperteil ein Druck gespürt und deren Funktion erschwert wird.

Auf diese Weise kann sich auch eine Verengung der Halsschlagader entwickeln, wobei die Felsenherz Essenz in der Lage ist, sie wieder aufzulösen.

Fallbeispiele: 1. Bluthochdruck

Ein Mann hatte hohen Blutdruck und kein Vertrauen in die Kräfte der Natur, um sich helfen zu lassen. Als sein Blutdruck einmal besonders hoch war, bot seine Frau, eine Chakrablüten-Beraterin, ihm Hilfe an, die er dann doch gerne annahm. Sie setzten sich aufs Sofa und maßen seinen Blutdruck, der betrug 180:100. Exakt zehn Minuten nach einem Tropfen der Felsenherz Essenz *lag der Blutdruck bei 160:90. Nach einem weiteren Tropfen fiel er nach zehn Minuten auf 140:80.*

Jetzt meinte der Mann: „Die Senkung meines Blutdrucks habe ich dem glücklichen Umstand zu verdanken, daß du neben mir auf dem Sofa sitzt!" Die Essenz hatte zwar seinen Blutdruck normalisiert, aber in der Kürze der Zeit noch nicht seinen Unglauben erschüttern können. Als er das nächste Mal wieder über hohen Blutdruck klagte, setzte sich seine Frau wieder neben ihn, diesmal ohne ihm die Essenz zu geben – und der Blutdruck blieb konstant hoch. Gerne nahm er wieder die Felsenherz Essenz *ein, und es ging ihm gleich besser sowie auch langfristig durch die weitere Einnahme.*

2. Verdickter Herzmuskel und 2 Löcher im Herzen

Die Felsenherz Essenz *hat in Verbindung mit der* Felsenherz Salbe *bei einem sechs Monate alten Säugling mit zwei Löchern im Herzen und einer Herzmuskelverdickung innerhalb von zwei Monaten das Herz vollständig geheilt.*

Körperliche Zustände

Herz-Kreislauf

- Bluthochdruck
- Verdickung des Herzmuskels
- Arteriosklerose
- Verengung (Stenose) der Halsschlagader
- Herabgesetzte Elastizität der Blutgefäße
- Bei Herzerkrankungen, die als Hintergrund Härte haben
- Durchblutungsfördernd im Kopfbereich

Schilddrüse

- Kloßgefühl

Zähne

- Zähneknirschen, Zähne zusammenbeißen

Die geistige Wirkung

Einerseits stehen diese Menschen wie Felsen in der Brandung, aber trotzdem sind sie mit Zweifeln behaftet. Doch ihr Herz ist durch zu viel Leid wie versteinert. Vertrauen kann schwer aufgebaut werden, denn sie huldigen der Meinung, daß Liebe schwach mache, und sie deswegen mit Härte auftreten müssen. Vor allem in Deutschland besteht vielfach noch die Vorstellung, Härte zeigen zu müssen. Dies hindert sie daran, sich an ihrer Familie oder

der schönen Natur zu erfreuen, sie mit dem Herzen wahrzunehmen und Mitgefühl zu empfinden.

Die Essenz öffnet eine Tür im hinteren Teil des Herzens, die das Vertrauen hineinläßt und die positiven Eindrücke stärkt. Sollte die Tür bei der Frage „Wie bringe ich das Vertrauen in mein Leben hinein?“ wieder zufallen, so braucht der Mensch die Felsenherz Essenz. Sie ermöglicht ihm, in der Liebe und in der Kreativität zu bleiben.

Seelische Anwendungsbereiche

- Bringt mehr Liebe in die Familie
- Stärkt Vertrauen und Mitgefühl
- Glaubt nicht so recht an die Macht der Liebe
- Herrisch, schroff
- Verhärtung bei Menschen in Führungspositionen
- Überzeugt von ihrer hartherzigen Vorgehensweise
- Streng erzogene Menschen
- Huldigt der Meinung: Wer sein Kind liebt, züchtigt es
- Zu starkes Durchsetzungsvermögen
- Sich durchbeißen
- Heilung soll Spaß machen
- Schenkt uns die Möglichkeit, unseren Körper wieder zu lieben

Anwendung und Dosierung

Bei starken Herzbeschwerden sollte die Salbe zusätzlich mindestens zweimal täglich auf Herzchakra und Herz aufgetragen werden. Je stärker die Beschwerden, desto größer sollte die Dosis sein.

(>) Folge- und (+) Kombinationsessenzen

> Bei Bluthochdruck folgt sie nach der *Herzchakra Essenz*
> Bei Löchern im Herzen folgt sie der *Herzchakra Essenz* und dem *Pfad des Herzens.*

Bei der Einnahme von Blutdruckmitteln:
+ *Leberchakra Essenz* zur Entgiftung

Bei einem verhärteten Gefühlsleben
+ *Papa Essenz*

Verengung der Halschlagader (Karotisstenose)
+ *Leberchakra Essenz* und *Zellessenz*

Affirmation:
„Ich bin die sprudelnde Quelle des Lebens!“

53. Gelbe Teichrose Essenz

Gelbe Teichrose, Teichmummel – Nuphar lutea

Hauptchakren

Stirnchakra – sechstes Chakra

Wurzelchakra – erstes Chakra

Leitthemen

Täuschung

Selbsttäuschung

Enttäuschung

Die grundsätzliche Wirkung

Die *Gelbe Teichrose* ermöglicht über das Wurzelchakra eine stärkere Erdung und von dort über das dritte Auge eine gezieltere Fokussierung. Sie möchte uns unterstützen, aus einem vernebelten, getäuschten Zustand herauszukommen, und ist daher sehr wichtig für diese Zeit. Uns zu helfen, die Täuschungsmanöver der Menschen zu erkennen, ist ihr Herzenswunsch, aber auch die dunkle Seite in uns wahrzunehmen und zu überwinden, damit wir uns noch mehr dem Licht nähern können.

Vielfach ist das Gespür für das Echte abhanden gekommen. Wir geben uns mit Ersatzstoffen zufrieden und verseuchen damit auch die Erde, die dann daraus Nahrung für uns erzeugen soll. Doch die Erde braucht keinen Kunstdünger, sie verlangt nach Echtheit, nach echtem Humus, nach wertvollem Naturdünger.

Das Künstliche ist eine Abart vom Kunstvollen, eine Verballhornung der kreativen Fähigkeiten des Menschen. Die künstliche Intelligenz wird im Computerbereich seit mehr als 30 Jahren eifrig erforscht. In Science-Fiction-Romanen und -Filmen sind die unterschiedlichsten verheerenden Zukunftsszenarien der Wirklichkeit täuschend echt nachgestellt. Auf Englisch heißt es „*Artificial Intelligence*". *Artificial* bedeutet „nicht echt". Heute gibt es den Trend, die Protagonisten in Romanen und Filmen in einer abartigen Art und Weise darzustellen. Dabei handelt es sich zwar um eine sichtbare Darstellung des Innenlebens eines Menschen, doch dieser ist von seinem natürlichen Wesen völlig abgerückt. Die Personifizierung des Unechten, aber scheinbar Perfekten, wird momentan sehr verherrlicht, und daher ist es eine notwendige Entwicklung, unser Augenmerk auf diese Täuschung zu lenken. Von der wahren, wunderschönen und göttlichen Natur des Menschen entfernen wir uns sonst immer mehr.

Die Wirkung auf den Körper

Wer den Wunsch hat, seine Sehkraft solle so scharf wie die eines Adlers werden, sollte die Essenz versuchen. Sie kommt bei müden, überanstrengten und geschwächten Augen in Frage und fördert eine klarere Wahrnehmung.

Bei Schmerzen durch Täuschung über die wirkliche Ursache kommt die *Gelbe Teichrose* zum Einsatz, auch als Blockademittel, oder wenn eine Unsicherheit besteht, ob die Schmerzen echt sind oder nur vorgetäuscht werden. Vor Operationen täuscht man sich manchmal, daß etwas geheilt wird, denn häufig werden Heilversprechen gegeben und unangenehme Begleit- und Folgeerscheinungen ignoriert.

Fallbeispiel: Drohende Erblindung

Im Anschluß an einen Vortrag erzählte uns eine Zuhörerin von ihren beeindruckenden Erfahrungen mit der Gelben Teichrose. Sie hatte an einer sehr seltenen, bedrohlichen Augenkrankheit gelitten und laut ihrer Augenärztin würde sie höchstwahrscheinlich bald erblinden.

Die Frau spürte intuitiv sehr deutlich, daß die Gelbe Teichrose ihr helfen würde und entwickelte ein starkes Verlangen nach dieser Essenz in großen Gaben und häufigen Wiederholungen. Innerhalb von drei Monaten nahm sie sechs Fläschchen ein. Danach waren ihre Augen völlig in Ordnung.

Körperliche Zustände

Augen
- Augenerkrankungen
- Sehen wie ein Adler, Schärfung der Sehkraft

Schmerzen
- Schmerzen durch Täuschung über die wirkliche Ursache
- Nervenschmerzen
- Stechen in Brustwirbelsäule und Brustbein
- Unterschenkel, Füße wie eingegipst

Mund, Zähne
- Lippen pelzig, Zunge brennt
- Pulsieren der Zähne
- Schmerzhafte Zahnhälse, als ob sich das Zahnfleisch von den Zähnen lösen würde
- Verhindert Zahnsteinbildung und Ablagerungen

Sonstiges
- Brennen in der Blase
- Stiche in Milz und Leber
- Große Hitze, heiße Füße wie eingegipst
- Hitzegefühl oder Verfrorenheit in Beinen, ausgleichend
- Heuschnupfen
- Stoffwechsel und Speichelfluß anregend
- Reinigende Wirkung, auch zur Bodenentgiftung

Die geistige Wirkung

Das große Thema der *Gelben Teichrose* ist „Täuschung". Wenn wir nur das wahrhaben möchten, was wir wollen, haben wir keinen offenen Blick mehr für das Wahre und täuschen uns selbst. In der Folge wird eine Scheinwelt kreiert, die mit der Wirklichkeit nicht mehr viel gemeinsam hat. Viele Frauen haben eine ganz spezielle Vorstellung davon, wie ihre Beziehung oder Partnerschaft auszusehen hat. Sie halten an diesen Vorstellungen fest, obwohl sie ihnen und der Partnerschaft nicht dienlich sind. Die Hysterie, die dem folgen kann, bringt viele Männer zur Verzweiflung. Sollte der Mann auf die Frau nicht eingehen können, verliert er sich in einer täuschungsvollen Partnerschaft. Mithilfe der *Gelben Teichrose* kann die Täuschung heilsam erkannt werden. Läßt sich die Frau von der *Gelben Teichrose* auf den Zahn fühlen, kann sie sich von jenen Täuschungen befreien, die sie von ihren Eltern übernommen hat.

Durch die Selbsttäuschung begegnen uns viele Probleme im Leben, welche uns aber auch ermöglichen, uns aus unserer verzerrten Wahrnehmung zu befreien. Wir können zu Müdigkeit neigen, weil wir Mühe haben, eine klare Wahrnehmung zu behalten. Die *Gelbe Teichrose* kann uns das Ende unserer Selbsttäuschung bringen, was vorübergehend Enttäuschungen auslösen kann. Um jedoch zur wahren Lichtquelle zu gelangen, müssen wir durch die dunklen Seiten in uns hindurchgehen. Und erst nachdem alles Bewertende abgefallen ist, stellt sich eine große Klarheit ein. Diese innere geistige Haltung hat auch einen sehr positiven Einfluß auf das Sehen, das Erkennen des Echten.

Atlantis ist das Paradebeispiel für Täuschung: Die Leuchttürme der unechten Lichtträger waren reich verziert mit glitzernden, grellen Lichtsymbolen, die die nach dem Licht strebenden Menschen magisch anzogen. Jedoch fütterten sie nur die Selbstsucht in den Suchenden statt die Suche nach dem GÖTTLICHEN SELBST. Der wahre, liebevolle Dienst voll friedlichen Wohlwollens wurde immer weniger geachtet und geschätzt.

Seelische Anwendungsbereiche

- Der Mensch lebt in der Täuschung
- Rechtfertigung des durch die Täuschung entstandenen Zustandes
- Schwere Enttäuschung durch falsche Wahrnehmung
- Sich alles schönreden
- Realitätsbezug geht verloren
- Verneblung des Geistes, ermöglicht Fokussierung
- Erdung
- Angst vor der dunklen Seite in sich

- Ignorierung der Schattenseite
- Bringt Geduld und Verständnis

Anwendung und Dosierung

Je schwerer die Augenerkrankung, desto häufiger sollte die Essenz wiederholt werden (siehe Fallbeispiel).

Die *Augenwohl Salbe* und die *Augenwohl Essenz,* eine Mischung aus verschiedenen Essenzen, haben sich bei vielen Augenproblemen bewährt wie müde Augen, Fehlsichtigkeit etc. Zusätzlich kann die Essenz eingesetzt werden, die als die passenste für die Augensituation ausgewählt wurde.

(>) Folge- und (+) Kombinationsessenzen

> Die Essenz folgt bei Augenproblemen dem *Licht des Herzens.* Ergänzend wirkt die *Augenwohlsalbe.*
> Bei Nervenschmerzen folgt sie der *Balsam Essenz.*
> Bei Problemen in der Partnerschaft folgt sie der *Herzchakra* und *Venus Essenz.*
> Folgt bei Konzentrationsproblemen dem *Blauen Strahl*

Affirmation:
„Die Wahrheit macht Dich frei!"

54. Lichtkerze Essenz

Steppenkerze, Nadel der Cleopatra
Eremurus ruiter cleopatra

Hauptchakren

Nabelchakra – drittes Chakra

Stirnchakra – sechstes Chakra

Leitthemen

Der ungläubige Thomas

Scheinbarer Dienst

Wichtigstes Mittel bei heftigen Nervenschmerzen

Die grundsätzliche Wirkung

Diese Pflanze gleicht tatsächlich einer Kerze, deren Licht den Himmel berührt. Nur ist es leider so, daß die Menschen, die sie benötigen, den Himmel vergessen haben. Sie sind eingenommen von sich selbst, finden sich unwiderstehlich und würden sich gerne als selbsternannter Schöpfer oder Schöpferin über alles stellen. Um sie wieder zur Räson zu bringen, werden sie manchmal von den schlimmsten Nervenschmerzen attackiert, die man sich nur vorstellen kann. Die Essenz aus der Steppenkerze ist wichtig für ungläubige Menschen, die alles in Frage stellen, selbst Gott und seine himmlischen Helfer. Unterhaltungen oder gar Diskussionen mit ihnen erweisen sich oftmals als wenig fruchtbar, da sie kaum bereit sind, von ihrer vorgefaßten Meinung abzurücken.

Die *Lichtkerze Essenz* paßt für jene Menschen, die vorgaukeln, etwas geben zu wollen, aber in Wirklichkeit nicht einen Deut hergeben möchten. Gerne halten sie sich im Kielwasser von spendablen Menschen auf, um sich mitziehen zu lassen, ohne etwas zum Vorwärtskommen beizusteuern. Und als wenn das nicht schon genug wäre, sind sie der Meinung, etwas für ihren sozialen Einsatz verdient zu haben, und möchten selbstverständlich den Löwenanteil. Sie sind sogar dazu in der Lage, den anderen zu suggerieren, daß denen nichts zustände oder sie es nicht benötigten. In dem Sinne steht die Bereitschaft zum Teilen sehr im Hintergrund.

Die Wirkung auf den Körper

Was den Verdauungsbereich betrifft, so können diese Menschen schlecht einschätzen, welche Nahrungsmittel ihnen guttun und in welchen Mengen. Stets haben sie das Gefühl, zu kurz zu kommen, und damit nichts verkommt, schlingen sie mehr in sich hinein, als sie brauchen. Anschließend klagen sie über Völlegefühl, Blähungen und

Magenschmerzen. Es ist empfehlenswert, diese Essenz nach einem reichhaltigen Abendmahl einzunehmen, um den Darm zu entlasten und für einen guten Schlaf zu sorgen.

Die *Lichtkerze Essenz* vermag festgefahrene Formen sowohl im körperlichen als auch im geistigen Bereich aufzulösen und hat eine erweichende Wirkung bei Verhärtungen und Kristallisierungen. Ähnlich wie die *Schulterchakra Essenz* vermag sie Kalkablagerungen auf Sehnen und in Gelenken sowie Zahnstein an den Zähnen aufzulösen.

Fallbeispiele:

1. Magen- und Bauchschmerzen

Die Lichtkerze Essenz *half einer Frau bei quälenden Magen- und Bauchschmerzen, die sich seit sechs Monaten Nacht für Nacht jeweils ab 1.30 Uhr und um 6 Uhr früh wiederholten. Erst nach einer durchfallartigen Entleerung ließen sie nach. Nachdem die Frau einen Tropfen der* Lichtkerze Essenz *von uns bekam, verschwanden die Schmerzen dauerhaft.*

2. Nervenschmerzen nach Spinnenbiß

Die Ammen-Dornfinger-Spinne ist die giftigste in Deutschland beheimatete Spinne. Ihr Gift, das sie nur in äußerster Notwehr freisetzt, löst furchtbare Nervenschmerzen aus. Die sofort einsetzende Schwellung ist so extrem, daß die Bißstelle anfangs nicht einmal zu sehen ist. Da sich die Lichtkerze Essenz *bei schlimmen Neuralgien bewährt hat, wurde sie auch hier eingesetzt. Sie schenkte sofort Erleichterung, und indem sie sehr oft innerlich und äußerlich wiederholt wurde, brachte sie eine baldige Heilung.*

Körperliche Zustände

Nervenschmerzen

- Phantomschmerzen
- Neuralgische Schmerzen, auch nach dem Biß der giftigen Ammen-Dornfinger-Spinne
- Nächtliche Magenschmerzen mit Durchfall
- Befördert tierische Gifte aus dem Körper
- Narkosefolgen wie z.B. Herzprobleme, Verspannungen
- Verkrampfung der Kiefergelenke nach Zahnextraktion

Augen

- Blitze in den Augen, besonders nach Augenoperation
- Fehlsichtigkeit
- Schwellung der Unterlider

Extremitäten

- Eiskalte Knie, die Angst sitzt in den Knien
- Unruhige Beine, Restless-Legs-Syndrom
- Karpaltunnelsyndrom

Sonstiges

- Bluthochdruck durch Kalkablagerung in den Gefäßen
- Kalkablagerungen in Sehnen und Gelenken – Kalkschulter
- Zahnstein
- Gelenksbeschwerden, Gicht
- Entzündung in Muskeln und Sehnen
- Leberreizung
- plötzliche durchfallartige Entleerung
- Morbus Parkinson

Die geistige Wirkung

Für Menschen, die alles in Frage stellen, sogar die Schöpfung, da sie sich selber als den Nabel der Welt sehen, wäre dies die richtige Essenz. Und um diese Position zu halten, neigen sie zu extremer Rechthaberei, besonders bei lächerlichen Kleinigkeiten. Einen herzlichen Kontakt mit ihnen aufzubauen, kann sich als sehr mühselig herausstellen, wenn man nicht gerade eine Kämpfernatur ist. Ganz unvermittelt kann dieses unangenehme, wichtigtuerische Verhalten die Regie übernehmen, und ein normales Gespräch ist kaum mehr möglich. Die Ursache kann ein Defizit an

Selbstvertrauen, Geborgenheit und Liebe sein. Mitunter haben sie in der Kindheit von einem Elternteil zu wenig Liebe erfahren, oder der Elternteil war gar nicht präsent. Im Grunde sind die Menschen, denen die *Lichtkerze Essenz* guttun würde, sehr ängstlich und scheuen sich vor unbekannten Herausforderungen. Die Essenz vermag ihnen Wagemut und Begeisterung zu vermitteln und bei Prozessen der Aussöhnung zu helfen.

Seelische Anwendungsbereiche

- Reinigende Wirkung auf die Seele
- Seelische Verkrustungen
- Ermöglicht dem Menschen, wieder zu glauben
- Nach Vergewaltigung
- Bringt den Zaghaften Wagemut
- Begeisterung
- Aussöhnung
- Für festgefahrene Gedankenformen, Wissenschaftsgläubigkeit
- Herzensverletzung, Kummer, innerer Bruch
- Im Kummer vom Göttlichen entfernt
- Hilfreich, um den Weg zu Gott zurückzufinden
- Großer Ärger über Kleinigkeiten, wichtige Sachen berühren weniger; kleinlich

(>) Folge- und (+) Kombinationsessenzen

> Narkose: folgt *Medulla Essenz*

Arteriosklerose
+ *Felsenherz*, + *Papa Essenz*

Kalkschulter, Verkalkungen
+ *Schulterchakra Essenz*

Karpaltunelsyndrom
+ *Waldfee*

Unruhige Beine, Restless Legs Syndrom
+ *Kniechakra Essenz*, + *Solarplexus Essenz*

Schlafstörungen nach einem schweren Abendessen
+ *Leberchakra Essenz*

Affirmation:
„Der Glaube macht dich segensreich!“

55. Mango Essenz

Mango – Mangifera indica

Hauptchakra

Sexualchakra – zweites Chakra

Himsagar, das Meer der süßen Reinheit – 12. Chakra

Leitthema

Die Süße des Lebens

Die grundsätzliche Wirkung

Die Süße durchdringt das Leben und macht es lieblich. Sie kann nicht durch versüßte Energien ersetzt werden.

Die Sexualität nimmt zu oft den Verlauf einer abwärts drehenden Spirale an, und dabei wird diese Süße in den unterschiedlichsten Weisen verfälscht. Je nach unserer emotionalen Verfassung schenkt uns die Süße oft nur ein kurzes angenehmes Gefühl im Hier und Jetzt zu sein. Nachdem sich dieses jedoch verflüchtigt hat, fällt es einem schwer, im Moment zu leben. Dann greifen wir zu Hilfsmitteln, statt herauszufinden, was uns die Süße rauben will. Wenn Süßigkeiten als Ersatz dienen für andere tief empfundene Freuden und erfüllte Momente des Lebens, kann es zu Heißhungerattacken kommen. Die

Mango Essenz kann dabei helfen, die innere Unzufriedenheit oder den Ärger über sich selbst zu mindern.

Die *Mango Essenz* fordert einen auf, das zu lieben, was man zu sich nimmt. Das heißt, wenn man sie einnimmt, kann man nur das essen, was man liebt. Manchmal kann die Liebe zum Kaffee zu einer Gewohnheit oder einer Art Sucht werden. Wenn die Liebe beim Kaffeetrinken fehlt, kann es zu unangenehmen Beinkrämpfen kommen, die oftmals vom Sakrum ausgehen.

Die Wirkung auf den Körper

Stets alles gemütlich, behaglich und schön haben zu wollen, versetzt den Menschen, der die *Mango Essenz* braucht, langsam in einen Zustand, in dem er immer weniger mit der Härte der Realität zurechtkommt. Aus dem Grund sind Verletzungen und schlimme Stürze, deren Heilung sich lange hinzieht, die Folge. Die Essenz hilft aber auch bei langwierigen Verletzungsfolgen der Knochen, der Knochenhaut und der Gelenke, die auf aggressivem Verhalten beruhen. Wenn scheinbar gut passende Essenzen bei Verletzungen nicht die gewünschte Wirkung zeigen, sollte die *Mango Essenz* eingesetzt werden. Auch bei anderen Wunden, die aufgrund einer schlechten körperlichen Verfassung oder bei Diabetes nicht heilen wollen, ist der Einsatz der Essenz und Salbe in Betracht zu ziehen. Als Nebeneffekt kann sich eine Stabilisierung, manchmal sogar eine Verbesserung, der Blutzuckerwerte einstellen.

Fallbeispiel: Verletzung der Kniescheibe

Eine Frau hatte sich eine schlimme Schürfwunde am Knie zugezogen, als sie wutentbrannt der Person entgegenrannte, die heftigen Ärger in ihr ausgelöst hatte. Durch den Sturz auf die Knie wurde eine Konfrontation mit dieser Person verhindert. Die blutende Wunde war mit Fetzen der Hose und kleinen Steinchen verunreinigt. Vor Schmerzen wurde die Verletzte fast ohnmächtig und mußte sich hinlegen. Wegen des Hintergrunds von aggressivem Verhalten und der äußersten Schmerzhaftigkeit der Knochenhaut an der Kniescheibe wurde die Mango Essenz *eingesetzt, die schlagartig Linderung brachte. Zum Abheilen der Wunde und der Aggressionsbereitschaft wurden die Essenz und Salbe noch länger eingesetzt.*

Körperliche Zustände

Verletzungen, Wunden

- Nach schlimmen Stürzen und Verletzungen der Knochen, Knochenhaut und Gelenke, die auf aggressivem Verhalten beruhen oder dazu führen
- Langwierige Verletzungsfolgen, die schlecht heilen

- Schmerzhafter Hallux valgus
- Phantomschmerzen bei Diabetikern
- Schlecht heilende Wunden bei Diabetikern

Magen, Verdauung

- Heißhunger auf Süßigkeiten
- Übelkeit, Aufstoßen
- Verstopfung
- Fehlender Schluckreflex nach Intubation

Sonstiges

- Zur Stabilisierung von Blutzuckerschwankungen
- Schmerzhafter innerer Meniskus

Die geistige Wirkung

Ein bestimmter Lebensstil schleicht sich ein und scheint uns ein gutes Gefühl zu verleihen. Wir fühlen uns wohl damit und sind sogar überzeugt, daß uns dies zu unserem Glück führt und wir uns in immer höheren Sphären bewegen können.

Was für eine Täuschung! Wir merken unsere Widerstände und unseren Ungehorsam nicht. Wir erkennen die Selbstsucht nicht und sind sogar in der Lage, die anderen davon zu überzeugen, daß wir auf dem besten Weg sind. Etwaige Einwände können wir sehr geschickt abwenden.

Warum sollten wir in die tieferen Schichten unseres Selbst schauen, wenn wir der Meinung sind, dies bereits mit allem Einsatz zu tun?

Die mächtigen Traumen des Lebens haben wir so gut in uns verborgen, daß wir absolut überzeugt sind, keine mehr zu haben. Aber sie beginnen schon im Mutterleib mit dem Wunsch der Eltern nach einem Kind mit einem spezifischen Geschlecht. Entspricht das Geschlecht nicht ihren Wunschvorstellungen, so wird möglicherweise versucht, es im nachhinein durch die Erziehung bewußt oder unbewußt zu erzwingen. Ein Mädchen darf kein Mädchen sein, und ein Junge wird nicht auf seine Rolle als Mann vorbereitet. Das Resultat ist eine Verwirrung der Gefühle über sich selbst, die sich in einer unterschwelligen Unzufriedenheit immer wieder bemerkbar macht, aber der Mensch überzeugt sich im Grunde seines Seins zufrieden zu sein. Soll man nicht zufrieden sein mit dem, was man hat!? Eine wichtige Essenz für ungewollte Mädchen, die als Erwachsene eine große Angst haben, vorzeitig schwanger zu werden.

Kindern und Erwachsenen mit einem starken Verlangen nach Süßigkeiten erleichtert die *Mango Essenz*, von der Sucht nach Zucker loszukommen.

Seelische Anwendungsbereiche

- Eßstörungen
- Heißhungerattacken, besonders auf Süßigkeiten
- Bulimie
- Unzufriedenheit und Ärger über sich selbst
- Aggressives Verhalten erhöht die Verletzungsgefahr

Fallbeispiel: Verlangen nach Süßigkeiten

Ein stark übergewichtiger Mann konnte sich nicht vorstellen, ohne Süßigkeiten leben zu können, litt aber unter seiner Sucht und wollte davon befreit werden. Also trug er die Mango Salbe *mindestens zweimal täglich auf seinen Bauch auf und nahm von der Essenz 2 x 2 Tropfen ein. Nach kurzer Zeit veränderten sich seine Geschmacksnerven, und es grauste ihn fast vor industriell hergestelltem Zucker. Als Nebeneffekt kam gelegentlich für bis zu zehn Stunden überhaupt kein Hungergefühl mehr auf, und so konnte er sich mit Leichtigkeit seiner überflüssigen Pfunde entledigen.*

Anwendung und Dosierung

Diese Essenz wird gerne zusätzlich zur Einnahme als Salbe eingesetzt. Auf den Bauch aufgetragen dämpft sie übermäßiges Verlangen nach Süßigkeiten, das durch innere Unzufriedenheit entsteht. Auch das Hungergefühl kann verschwinden; zehn bis zwölf Stunden ohne zu essen sind dann für manche kein Problem. Sollte nach Einnahme der *Mango Essenz* der Bauch wehtun, zusätzlich die Salbe auf den Bauch auftragen.

(>) Folge- und (+) Kombinationsessenzen

> Bei Verletzungen: folgt der *Jacumbofee Essenz, Licht des Herzens, Princess Flower Essenz, Zellessenz*

> Bei Magen-Darmgrippe: folgt der *Leberchakra Essenz, Solarplexus Essenz* und *Sunrise Essenz*

> Bei Halux valgus: folgt der *Magnetischen Salbe*
Falls beide Essenzen nicht wirken, könnte eine Blockade durch Impftoxine vorliegen. In diesem Fall die *Moorfee Salbe* als Blockademittel für ca. vier Wochen auf die Impfeinstichstellen und das Großzehengrundgelenk auftragen.

Bulimie

+ *Herzchakra Essenz,* + *Leberchakra Essenz,*
+ *Solarplexus Essenz*

Ulcus cruris

+ *Zellsalbe spezial*

Affirmation:
„Ich liebe die Geschenke Gottes!"

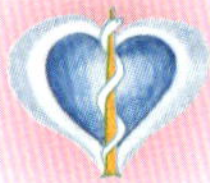

56. Multiple Power Essenz

Die Essenz ist aus den weißen, aphrodisierend duftenden Blüten eines Strauches hergestellt worden. Die genaue Bezeichnung wird noch geklärt.

Hauptchakra

Sexualchakra – zweites Chakra

Leitthemen

Kräfte erweckend und stärkend

Starke Verspannung des Sexualchakras

Die grundsätzliche Wirkung

Der betörende Duft weist auf ihre Wirkung auf das Sexualchakra hin. Die Essenz wirkt hier ausgleichend, aber auch aphrodisierend. Da die Wirkung dieser Essenz gleichermaßen beruhigend wie auch sehr belebend ist, haben wir sie *Multiple Power Essenz* getauft.

Die *Multiple Power Essenz* kommt für Menschen in Frage, bei denen der Sexualbereich in eine außerordentliche Spannung gerät. Sie spüren die Kraft, aus der sie schöpfen könnten, jedoch üben schlechte Erfahrungen eine Gegenwirkung auf die erwachende Kraft im Sexualbereich aus.

Sie kann eine atemberaubende Kraft in einem erwecken, große Lust, die anstehenden Dinge anzupacken und noch mehr. Daher ist sie für Menschen von Wichtigkeit, die sexuell sehr aufgereizt und von Abenteuerlust gepackt sind, um mäßig mit ihren ungeheuren Energien umzugehen.

Der Kopf erzeugt einen sehr starken Druck im Organismus, indem er eine unterdrückende Wirkung auf die Sexualität ausübt. Es herrscht beim *Multiple-Power-Essenz*-Menschen oft eine große Verwirrung, da ein Teil seiner Persönlichkeit von der Richtigkeit seiner Empfindungen überzeugt ist, aber ein anderer Teil diese Empfindung, entsprechend den Traumen, nicht zulassen kann.

Die Wirkung auf den Körper

Starke Verspannungen im Sexualchakra wirken sich störend auf die Durchblutung im Kopf aus. Die *Multiple Power Essenz* hilft bei Migräne mit Sehstörungen, Schwindel und Gesichtsfeldausfall. Die Kopfschmerzen werden insbesondere bei einem enormen Wetterumschwung ausgelöst. Hinweise bei den Prüfungen deuten daraufhin, daß die Essenz für das Herz hilfreich ist, wenn die Aortenklappen nicht richtig schließen. Dies bestätigt sich immer mehr in der Praxis.

Die *Multiple Power Essenz* läßt sich gut prophylaktisch einsetzen, wenn vor Sonnenstürmen gewarnt wird. Diese wirken sich auf das Nervensystem aus und können latent vorhandene Störungen bei empfindsamen Menschen zum Ausbruch bringen.

Fallbeispiele:

1. Brennende Augen nach Sonnenfinsternis

Eine CBE-Beraterin bekam direkt nach einer Sonnenfinsternis um ca. 13.00 Uhr durch die stechenden Strahlen brennende, tränende Augen wie bei Heuschnupfen, hatte aber noch niemals Probleme in dieser Hinsicht gehabt. Sie nahm einen Tropfen der Multiple Power Essenz *ein und gab je einen Tropfen auf die Augenlider: Sofort verschwanden die unangenehmen Augenbeschwerden!*

2. Kopfschmerzen bei Wetterwechsel

Eine Frau hatte häufig ziemlich starke Kopfschmerzen, insbesondere bei enormen Wetterwechsel. Sie verteilte dann stets 1-3 Tropfen direkt auf dem Kopf (je nachdem, wie großflächig der Schmerz war) und nahm zusätzlich 2-3 Tropfen ein. Die positive Wirkung setzte relativ zügig ein – manchmal sogar bis hin zur Schmerzfreiheit! Nach einiger Zeit ging es ihr so gut, daß ihr die Wetteränderungen keine Kopfschmerzen mehr bereiten.

3. Hand gebrochen

Eine Frau hatte sich am Tag zuvor die Hand gebrochen. Nach 2 Tropfen der Multiple Power Essenz wurden die Finger beweglicher und nach dem Auftropfen der Essenz auf den Gips noch beweglicher.

Körperliche Zustände

Kopf

- Druck im Kopf bis zu starken Kopfschmerzen
- Migräne mit Sehstörungen, Schwindel und Gesichtsfeldausfall
- Migräne durch Überarbeitung, Wetterumschwung oder Sonnenstürme
- bei Kopfschmerzen als Blockademittel, wenn andere Essenzen nicht helfen
- Gehirn wie in Wolke gehüllt
- Blutandrang zum Kopf mit Durchblutungsstörung
- Schwindel

Herz

- Aortenklappen schließen unvollständig
- Herzrasen
- Wechsel von Herzrasen und sehr langsamen Puls

Geschlechtsorgane

- Harmonisierende Wirkung
- Aphrodisierend
- Entspannend
- Verspannungen im Kreuz

Sonstiges
- Beschwerden durch atmosphärische Einflüsse, Wetterwechsel und Sonnenstürme
- Heuschnupfen durch Sonnenstürme
- Knochenbrüche, frische und alte
- Gesichtsfeldausfall
- Husten

Die geistige Wirkung

Multi-Tasking ist immer mehr gefragt. Früher war es das Gebiet von großen Geschäftsleuten und Abenteurern. Heute muß fast jeder, der selbständig werden will oder in einer höheren Position in einer Firma arbeitet, entweder von Haus aus eine Multi-Tasking-Persönlichkeit sein, oder er wird aufgefordert, eine zu werden.

Multi-Tasking bedeutet, gleichzeitig über alle Bereiche, welche zu einer Aufgabe gehören, die Übersicht zu haben und sie auch, wenn notwendig alleine, bewältigen zu können.

Wer die Fähigkeit, gleichzeitig viele Sachen machen zu können, erwerben will, kann sich dadurch schnell auspowern, besonders wenn man unfreiwillig in so eine Situation hineingezogen wird. Schnell gerät dieser Mensch dann in einen angsterregenden bis sogar bedrohlichen Zustand.

Hier kommt die *Multiple Power Essenz* zum Einsatz, sie beruhigt die Nerven und schenkt Vertrauen.

Die *Multiple Power Essenz* ist ein Glückstreffer für Menschen, die leicht in Prüfungsstreß geraten, sich aber nicht zum Arbeiten aufraffen können, weil sie ständig mit anderen Dingen beschäftigt sind und erst in allerletzter Minute mit der Vorbereitung beginnen. Sie verleiht diesen Menschen den Mut, Entscheidungen auf der Grundlage von Herzlichkeit und Gewissenhaftigkeit zu fällen und Prioritäten zu setzen.

Diese Menschen gönnen sich keine Pausen und sehen die Notwendigkeit dafür nur schwer ein, da sie sich als nie ermüdendes Powerpaket fühlen. Ständig arbeiten sie bis an die Grenze ihrer Belastbarkeit und oftmals auch darüber hinaus. Mit der Essenz werden sie vernünftiger, menschlicher und wollen kein Übermensch mehr sein.

Was ist schief gelaufen, fragt sich der *Multiple-Power-*Mensch. Es ist zweifelsohne viel Power vorhanden. Er empfindet auch ein Potential, in verschiedenen Weisen tätig sein zu können. Lebt er dieses Potential aus, kennt er keine Grenzen und schafft Großartiges in seinem Leben. Doch die Einbrüche, die zwangsläufig kommen, legen ihn flach und entmutigen ihn oft bodenlos.

Durch seine schonungslosen Bemühungen treibt er oft Raubbau mit seinem Körper und wird gezwungen, sich zurückzunehmen, Pausen einzulegen und seine Kraft auf sanftere Art und Weise einzusetzen. Tut er dies nicht, wird sein Wirken und Leben sehr eingeschränkt.

Seelische Anwendungsbereiche

- Abenteuerlustige Menschen
- Haben die Nase voll von Abenteuer- bzw. Spekulationsunternehmungen
- Machen alles in letzter Minute, auch die lebensnotwendigen Dinge
- Gibt Kraft, in Rhythmen zu arbeiten, Pausen einzulegen, um Kraft zu tanken
- Schützt davor, sich auszupowern
- Arbeits- bzw. Prüfungsstreß, motivierend
- Beruhigt hochgradig aufgeregte Nerven, wenn zu viel auf einmal auf einen zukommt
- Schenkt Vertrauen in Streßsituation
- Angst, die Aufgaben nicht zu schaffen
- Nimmt sich keine Zeit
- Essen und trinken beim Arbeiten
- Sex belebt sie, noch mehr zu tun
- Schenkt Herzenswärme nach einer Herzerkrankung

Anwendung und Dosierung

Bei heftigen Kopfschmerzen bis hin zur Migräne 1-3 Tropfen auf den Kopf träufeln und 2-3 Tropfen einnehmen.

Die Essenz kann hochakute Kopfschmerzen abwenden, wenn sie bei den ersten Zeichen öfter wiederholt wird. Dann regelmäßig 4-5 Wochen weiter nehmen.

(>) Folge- und (+) Kombinationsessenzen

> Knochenbrüche: folgt der *Jacumbofee Essenz*
> Sonnenstürme: folgt der *Solarplexus Essenz* und *Sunrise Essenz*
> Kopfschmerzen oder Migräne: folgt der *Balsam Essenz, Leberchakra Essenz, Juwel der Essenzen, Princess Flower Essenz, Pfad des Herzens*
> Prüfungsstreß, sich nicht aufraffen können zu arbeiten: folgt der *Solarplexus Essenz*

Affirmation:
„Ich bin die Herzenskraft, die alles bewegt!"

57. Niembaum Essenz

Niembaum – Azadirachta indica

Hauptchakren

Leberchakra
Stirnchakra – sechstes Chakra
Manavtha, Chakra der Achtung und des Respekts – achtes Chakra

Leitthemen

Abwehrstärkend
Schmerzhafte Bewußtseinsprozesse
Schmälern die Freude

Die grundsätzliche Wirkung

Frustration! Es läuft so schön, „alles ist in Butter“, und dann gibt es einen Einbruch. Wenn das alles wäre! Doch der Einbruch führt von einem Mißgeschick zum nächsten. Wie sehr man dabei den Ärger zähmen muß, um nicht noch tiefer in den Abgrund zu stürzen, weiß nur derjenige, der keineswegs sein Wohlbefinden opfern will.

Mißgeschick nennt man es, jedoch ist es notwendig für den Bewußtwerdungsprozeß, welcher den Menschen durch alle Stationen seines Lebens führt. Auf diese Weise gelingt es ihm, auf eine höhere Ebene des Seins zu gelangen. Sollte das Gefühl des Mißgeschicks gehegt werden, sind die Qualen des Wachsens fürchterlich. Der Mensch hat sich wieder mal für den Leidensweg entschieden – den Weg, den die westliche Kultur vorschlägt, den die Kirche als erstrebenswert befürwortet.

Doch gibt es auch eine andere Möglichkeit, die sich aus der östlichen Kultur entwickelt hat. Dieser Weg sieht den Einbruch als einen Segen, der zu ungeahnten Höhen führen kann. Anfänglich leidet der *Niembaum Essenz*-Mensch schon noch unter den Mißgeschicken, da die alte Gewohnheit noch sehr in ihm steckt. Mit der Zeit, wenn er sich immer schneller und eleganter aus dem vermeintlichen Abgrund erhebt, reduzieren sich die Qualen zusehends, und die Freude wächst, bis er den Zustand des *Funways* erreicht. „*Fun*" wörtlich übersetzt „Spaß". Das englische Wort spiegelt die Leichtigkeit der Freude wider.

Lange Zeit waren in der westlichen Welt nur sieben Hauptchakren allgemein bekannt. Doch seit vielen Jahren berichten Medien auch über weitere höhere Chakren, die sich nicht im physischen Körper befinden. Das achte Chakra liegt über dem Kronenchakra, dreht sich spiralförmig nach oben, ist hellviolett mit einem grünen Schimmer. Es ermöglicht uns einen Zugang zu den Förderungen, die auf der göttlichen Ebene für eine bestimmte Person vorbereitet worden sind, um besser dienen zu können. Die Aktivierung dieses Chakras erlaubt dem Menschen, diese Fördermittel auf die physische Ebene herunterzubringen.

Die Wirkung auf den Körper

Die *Niembaum Essenz* hilft, großes körperliches Leiden abzuwenden oder zu heilen, welches sonst schwer in den Griff zu bekommen wäre. Unaufhaltsam nimmt die Krankheit ihren Weg und keiner weiß, wie sie zu heilen ist. Die angebotenen Hilfen sind nur Trostpflaster. Das Schicksal nimmt seinen Weg und muß akzeptiert werden.

Die Niembaum Essenz ist daher auch hilfreich bei hartnäckigem Pilz- und Ungezieferbefall sowie schmerzhaften Tierbissen.

Fallbeispiele: 1. Entzündete Wunde

Eine Schwimmerin verletzte sich im Indischen Ozean an einer Koralle, die Wunde entzündete sich und bildete eine schmerzhafte Eiterblase. Mit dem Auftragen der Niembaum Essenz *verschwand der Schmerz augenblicklich, und nach zwei Tagen war die Wunde verheilt.*

2. Ohrenschmerzen

Ein Mann nahm die Essenz wegen eines stark drückenden Schmerzes hinter dem Ohr, worauf der Schmerz innerhalb von zehn Minuten verschwand. Er fühlte sich auch wieder voller Kraft und war nicht mehr beeinträchtigt.

Körperliche Zustände

Stärkung des Immunsystems

- Stimmt sehr hartnäckige, unheilsame Bakterien friedlich um
- Heuschnupfen nach Impfung, Nagelpilz
- Schmerzhafte Schwellung nach Tierbiß

Akute Infekte

- Husten, Bronchitis; Schutz vor Erkältung
- Magen-Darm-Infekt
- Ohren schmerzen oder jucken
- Druckschmerz unter den Rippenbögen
- Hitze oder Brennen im Mund wie durch Chillis
- Große Hitze im Gesicht bis zum Schweißausbruch
- Speichelfluß zu reichlich oder Mundtrockenheit

Sonstiges

- Rippen zusammengeschoben wie von Mißhandlung
- Neurodermitis
- Herzstechen
- Zur Impftoxinausleitung
- Bei Pflanzen: Befall von Schädlingen (Buxbaumzünsler) und Pilzen
- Bei Tieren: Befall von Ungeziefer wie Zecken und Haarlingen
- Bei Herzbeschwerden, wenn man eigentlich den göttlichen Weg gehen will, sich aber sperrt
- Schutz vor Erdstrahlen und Wasseradern

Die geistige Wirkung

Verweigerung sitzt tief in der Seele des *Niembaum*-Menschen. Die Essenz hilft ihm über diese Schwelle zu schreiten, den Raum der Möglichkeiten zu betreten und seine Abwehr zu überwinden, um neue Wege anzuschauen. Sie hilft auch, Alternativen den Platz zu gewähren, der ihnen zusteht.

Seine Abneigung, sogar Abscheu gegen die wertvollen Erfahrungen anderer Menschen wird ihm durch die *Niembaum Essenz* so weit genommen, daß eine gesunde Neugier wachsen kann. Abwertende Gefühle weichen und lassen die Wertschätzung der Errungenschaften anderer wachsen.

Auf diesem Weg hilft die *Niembaum Essenz* dem Menschen, durch die unterschiedlichsten unangenehmen Gefühle – wie Mißhandlung, Lieblosigkeit, unerträgliche Schwere, Verwüstung, Kälte, Unzufriedenheit, Verlust der Mitte, Zerrissenheit – durchzugehen und aufbauende, schöne Gefühle zu etablieren. Sie wäre der ideale Begleiter für Menschen, die Gott suchen, indem sie einen Pilgerweg gehen, sich ihm aber letztendlich doch verweigern.

Seelische Anwendungsbereiche

- Gefühl von Mißhandlung
- Entgiftung auf der seelischen Ebene
- Herz wie zerrissen
- Hilft, wieder Ruhe und Zufriedenheit ins Leben einkehren zu lassen
- Es gelingt loszulassen, um wieder Licht und Wärme zu erleben
- Hilft einem, in seiner Mitte zu ruhen
- Macht empfänglich für neue Eindrücke
- Richtet die Aufmerksamkeit auf schöne Erinnerungen, hält sie fern von schlechten
- Essenz für die Sterbebegleitung
- Födert Respekt und Achtung

(<) Folge- und (+) Kombinationsessenzen

> Insektenschutz: folgt der *Moorfee Essenz*
> Abwehrstärkend: folgt dem *Kelch des Lebens*

Affirmation:
„Göttliche Vorsehung ist mein Halt!“

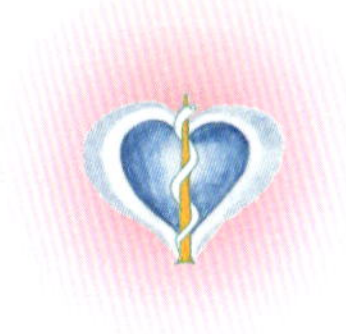

58. Papa Essenz

Wiesenstorchschnabel – Geranium pratense

Hauptchakren

Leberchakra

Herzchakra – viertes Chakra

Leitthema

Aussöhnung mit den väterlichen Anteilen

Die grundsätzliche Wirkung

Die *Papa Essenz* ist das Pendant zur *Mama Essenz*. Sie bringt in Familien, in denen ein Ungleichgewicht zwischen den Geschlechtern besteht, Liebe und Harmonie. Die *Papa Essenz* ermöglicht bei Familientherapien sowie bei Familienaufstellungen eine versöhnliche Auseinandersetzung auf einer tiefen herzlichen Ebene und ebnet den Weg für einen reibungslosen Heilprozeß.

Die Beschwerden zeigen sich oft auf der rechten Seite, die dem väterlichen Prinzip zugeordnet wird. Nach dem Auflösen der väterlichen Blockaden, von denen die Menschen in irgendeiner Weise betroffen sind, kann es in den belasteten Körperteilen zu einer spontanen Verbesserung kommen.

In den Prüfungen erzeugte die *Papa Essenz* Druckgefühle am Herzen und schien das Herz wieder wie auf den „rechten" Fleck zu rücken. Sie könnte sogar verhärmte und verhärtete Herzen wieder erweichen.

Die körperliche Wirkung

Während der Heilsitzungen in den Seminaren hat die *Papa Essenz* durch eine brennende Schmerzsymptomatik in verschiedenen Organen und Körperteilen sehr deutlich ihren Bezug zur Leber aufgezeigt: Brennen auf Zunge, Haut und Wirbelsäule, in der Leber und im Magen. Daher kommt sie in Frage bei einem Leberstau, der sich durch zu viel Hitze im Körper bemerkbar macht wie zum Beispiel nächtliches Brennen der Fußsohlen.

Eine starke Wirkung übt sie auf die rechte Körperhälfte, die rechte Kopfseite und besonders auf das rechte Auge aus.

Alte Wunden und Verletzungen können besser heilen. Besonders bei Verbrennungen hat sie eine gute Wirkung gezeigt, wenn die *Zellessenz*, die als erste Essenz bei Verbrennungen eingesetzt wird, die Schmerzen nicht zufriedenstellend lindert. Sie ist daher ein Bestandteil der *Sonnenwohllotion.*

Die *Papa Essenz* könnte auch eine Wirkung auf Arteriosklerose im Gehirn haben.

Fallbeispiele:

1. Brennende Nackenschmerzen

Die Papa Essenz *half einer Frau bei brennenden Nackenschmerzen. Sie sehnte sich danach, daß ihr Vater seine Hand liebevoll auf ihren Nacken legen würde. Als ihr das bewußt wurde, nahm sie einen Tropfen der* Papa Essenz, *der ihr sehr bald die Schmerzen dauerhaft nahm.*

2. Brennende Schmerzen im Meniskus

Eine Frau mit einer Beinprothese unterhalb des Knies litt seit einer Woche an brennenden Schmerzen im Meniskus, bei denen die Kniechakra Essenz *nicht durchgreifen konnte. Sie war schier am Verzweifeln, zumal auch schulmedizinische schmerzunterdrückende Mittel keine Wirkung gehabt hatten. Mit zwei Tropfen der* Papa Essenz *verschwand der brennende Knieschmerz. Sie war überglücklich und konnte ihre Heilung kaum fassen.*

Körperliche Zustände

Brennende Schmerzen
- In Haut, Herz, Leber, Magen, Wirbelsäule etc.

Brennende Hitze
- Heiße, brennende Fußsohlen, auch nachts
- Zu viel Hitze im Körper
- Zunge wie verbrannt

Verbrennungen
- Brandwunden
- Verbrühung
- Sonnenbrand
- Laserverbrennungen

Sonstiges
- Rechte Körperhälfte
- Druckgefühle am Herzen
- Gefühl, das Herz sei verrückt worden
- Alte Wunden und Verletzungen heilen besser
- Arteriosklerose des Gehirns
- Arme schwer wie Blei wie gefesselt

Die geistige Wirkung

Die *Papa Essenz* könnte Personen helfen, die in ihrem Denken sehr starr geworden sind, festgefahrene Meinungen und Vorstellungen haben, vielleicht Vätern, die zu autoritär bis hin zu tyrannisch auftreten und ihrer Familie nicht ihre weiche, liebevolle Seite zeigen können. Dies gilt natürlich auch für die Kinder dieser Väter, aber besonders für Kinder, die ihren Papa nicht kennen oder früh verloren haben oder deren Papa wiederum vaterlos aufgewachsen ist. Besonders betrifft das die Kriegsgeneration, in der das väterliche Element in der Familie zu wenig oder gar nicht vertreten war. In Deutschland beziehungsweise in ganz Europa bezieht das sogar zwei Generationen ein!

Das Fehlen des väterlichen Teils kann zur Folge haben, daß sich der Mann nur schwer mit seiner Rolle als Familienoberhaupt identifizieren kann oder sich dagegen wehrt.

Seelische Anwendungsbereiche

- Starre Denkweise, festgefahrene Meinungen
- Zu autoritäres Verhalten
- Tyrannische Anteile erlösen
- Kann die weiche, liebevolle Seite nicht zeigen
- Herz verhärmt und unversöhnlich
- Vaterlose Kinder und Erwachsene

Anwendung und Dosierung

Weil sie bei Verbrennungen so gut wirkt, ist sie ein wichtiger Bestandteil der *Sonnenwohl Salbe*, die von unseren Seminarteilnehmern und Kunden erfolgreich zum Schutz vor, aber auch direkt bei einem Sonnenbrand eingesetzt wird. Als Nebeneffekt kann eine schöne Hautbräunung entstehen. Sie enthält zusätzlich die *Schwarzerle Essenz, Solarplexus Essenz* und *Zellessenz* und wirkt auch heilsam bei Verbrühungen.

(>) Folge- und (+) Kombinationsessenzen

> Folgt der *Herzchakra* und *Mama Essenz* bei Familienthemen
> Brennende Knieschmerzen: folgt der *Kniechakra Essenz*
> Herz wie „versteinert“: folgt der *Felsenherz Essenz*

Arme schwer wie gefesselt: + *Befreiungsessenz*
Leberbeschwerden
+ *Glücksessenz,* + *Leberchakra Essenz*
Wundheilung verzögert
+ *Zellessenz*
Arteriosklerose des Gehirns: + *Felsenherz,* + *Lichtkerze*

Affirmation:
„Ich, der göttliche Vater, bin stets in deinem Herzen!“

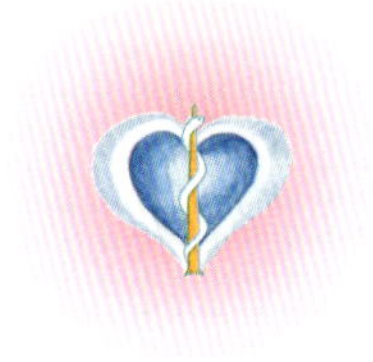

59. Regenbogen Essenz

Rhabarber – Rheum rhabarbarum

Hauptchakren

Fußsohlenchakren

Wurzelchakra – erstes Chakra

Das Ursächliche – 15. Chakra

Leitthema

Das Ziel vor Augen haben

Die grundsätzliche Wirkung

Es gehört zum Leben, Ziele zu setzen – kurzfristige, mittelfristige und langfristige. Ganz gleich, um welche Art es sich handelt, verlangen sie von uns eine gute Bodenhaftung. Im ersten Moment haben wir manchmal das Gefühl, den Anforderungen nicht gewachsen zu sein. Wir bereuen unsere Zielsetzung und wünschen uns vielleicht sogar, daß diese zurückgenommen wird. Wenn wir dann nicht mit beiden Füßen fest auf der Erde stehen, halten wir es für unmöglich, das leisten zu können, was von uns verlangt wird. So geraten wir leicht in einen Strudel, der uns in einen Abgrund zu ziehen droht und mit den schlimmsten

Qualen verbunden ist. In dieser scheinbar aussichtslosen Situation neigen wir dazu, sehr unvernünftig zu handeln.

Bleiben wir aber auf dem Boden der Tatsachen, dann bewegen wir uns sicher und zielgerichtet. Die Bereitschaft ist da, der Aufforderung zu folgen, auch wenn es uns „gegen den Strich“ geht, weil es von uns ein unmögliches Opfer zu verlangen scheint. Sich immer das Ziel vor Augen haltend, gehen wir unseren Weg im sicheren Vertrauen, zum Fuße des Regenbogens zu gelangen.

Die Wirkung auf den Körper

Die *Regenbogen Essenz* hat eine entspannende Wirkung auf den unteren Rücken und die Fußsohlen. Wenn bestimmte Aufgaben auf einen zukommen, reagiert dieser Mensch bei Streß mit Rückenschmerzen, so daß er seine Arbeit nur schwer verrichten kann.

Als ob das nicht alles wäre, gesellen sich andere schmerzhafte Beschwerden gerne dazu, vor allem Zahnschmerzen. Man weiß nicht, wohin mit den Schmerzen, zumal man sich kaum Zeit nehmen kann, weil die Arbeit drängt. Die Nerven liegen blank.

Die Fußsohlen frieren extrem, als ob man auf Eisspitzen gehen würde und lassen sich nur schwer erwärmen. Selbst in den wärmeren Jahreszeiten kriecht die Kälte von unten den ganzen Körper hoch.

Körperliche Zustände

- Beschwerden der Fußsohlen
- Kalte Füße
- Stärkung der Nieren
- Hitzewallungen in den Wechseljahren
- Rücken- und Steißbeinbeschwerden
- Hexenschuß
- Zahnschmerzen
- Zahnungsbeschwerden mit wundem Po

Die geistige Wirkung

Manche Menschen erlangen mehr, die anderen weniger Leichtigkeit in verschiedenen Bereichen ihres Lebens. Die Füße des Menschen, dem die *Regenbogen Essenz* gut täte, sind aufgrund starrer Strukturen nicht ausreichend verankert, was das Leben unnötig erschwert. Mit der Essenz gewinnt er zunehmend eine Stabilität und verliert nicht mehr bei der geringsten Anforderung den Boden unter den Füßen.

Sein Vertrauen wird gestärkt, weil er immer leichter seine Aufgaben bewältigt. Dies wiederum stärkt seinen Glauben, auch andere Dinge im Leben meistern zu können. Gerät er dennoch ins Schwanken, hilft ihm sein unerschütterlicher Glaube, sich aufzufangen.

Seelische Anwendungsbereiche

- Verleiht Hoffnung bei schweren Erkrankungen
- Sorgt für eine gute Stabilität
- Verleiht innere Stärke, der Boden unter den Füßen kann nicht weggezogen werden
- Läßt krankheitsbedingte Angst und Panik überwinden
- Hilft, Eigenschaften zu entwickeln, die der eigenen Bestimmung entsprechen
- Verleiht Leichtigkeit mit Bodenhaftung
- Befreit von Schuldzuweisungen und Gnadenlosigkeit
- Depressionen in den Wechseljahren
- Hilfreich zum Loslassen am Ende des Lebens
- Geschützt und gestärkt im Glauben über die Regenbogenbrücke gehen

Anwendung und Dosierung

Die *Regenbogen Salbe* entfaltet besonders wohltuend ihre Wirkung über die Fußsohlen und stabilisiert.

(>) Folge- und (+) Kombinationsessenzen

> Bei Fußbeschwerden: folgt der *Schutz Essenz*
> Zähne, die nicht durchbrechen: folgt dem *Blauen Strahl*

Am Ende des Lebens zum Loslassen
+ *Herzchakra Essenz,* > folgt *Rad des Lebens,* > folgt *Sunrise Essenz*

Hitzewallungen im Klimakterium
+ *Pfad des Herzens,* + *Solarplexus Essenz,* + *Sunrise Essenz*

Affirmation:
„Ich bin der Regenbogen der göttlichen Eigenschaften!"

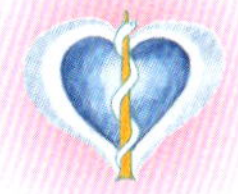

60. Sirius Essenz

Blätter der Schneebeere, Knallerbse – Symphoricarpos albus

Hauptchakren

Kehlkopfchakra – fünftes Chakra

Nabelchakra – drittes Chakra

Chitranjan, die Frucht des Geistes – 13. Chakra

Leitthema

Unsicherheit darüber, wer der Befehlshaber ist

Die grundsätzliche Wirkung

Gehorsam ist die Grundbedingung unseres Lebens, sonst bräuchte der Schöpfer keine Gebote aufzustellen. Jedem Menschen steht es frei, diesen Geboten zu folgen oder nach seinem eigenen Gutdünken zu leben. Und so geschah es, daß auf unserer lieben Erde Anarchie, Chaos, Sklaverei und Brutalität ausbrachen und leider heute noch herrschen.

Wer aber ist der Befehlshaber?

Eine äußerst schwierige Frage, die dem *Sirius*-Menschen Kopfzerbrechen bereitet. Letzten Endes ist doch der Mann, das Männliche, der Befehlshaber, aber immer im Einvernehmen mit dem Weiblichen.

Wenn sehr viele Vorfälle verletzend gewesen sind, verlangen manche nach Vergeltung. Leider spricht der Herr im Alten Testament: „Rache ist mein und ich werde vergelten."

Gehorcht man seinem eigenen Wunsch nach Vergeltung oder doch nicht?

Die Wirkung auf den Körper

Die *Sirius Essenz* zeichnet sich auch insofern als einzigartig aus, weil sie zielgerichtet auf eine auffällige Beschwerde wirkt: allergische Reaktion der Haut mit juckendem Ausschlag bei Kontakt mit verschiedensten Arten von Wasser und Gewässern. Jedenfalls ist es bisher das alleinige Kennzeichen, was ziemlich dominant, gewissermaßen als Oberbefehlshaber, in Erscheinung getreten ist. Natürlich verbergen sich hinter der Allergie auf Wasser auch gewisse Ursachen, die ebenfalls angegangen werden. In Einzelfällen kommt es durch das Baden in Seen zu Blasenentzündungen. Manche Menschen reagieren weniger stark auf das Wasser an sich als auf die Kontamination der Badeseen durch Chemikalien aus der Landwirtschaft.

Die *Sirius Essenz* hat ebenfalls bei Chlorwasserunverträglichkeit geholfen, die sich nach dem Baden durch eine verstopfte Nase mit Schnupfen und Sinusitis äußert.

Die Badedermatitis-Studie:
Stellvertretend für weitere Studien und einiges, was es sonst noch über die Chakrablüten Essenzen zu berichten gäbe, soll am Ende dieses Handbuchs kein Fall, sondern eine Studie erwähnt sein, die durchgeführt wurde, um die vermutete Wirkung der Sirius Essenz *an Probanden zu überprüfen* (siehe auch SURYA – Lebensfreude und Selbstheilung, Zeitschrift für Homöopathie und Chakrablüten Essenzen Nr. 26).

Zwei Jahre nach ihrer Entdeckung hatte die Essenz bei drei von Badeallergie betroffenen Personen schon sehr gute Erfolge gezeigt. Nach den Richtlinien zur Bestimmung einer Chakrablüten Essenz reichte es jedoch noch nicht aus, um sie dafür zu empfehlen. Doch bei einer so seltenen Krankheit, wie ich damals dachte, könnte es unter Umständen noch Jahre dauern, bis eindeutig gesicherte Resultate vorliegen würden. Dabei ist das Schwimmen in einem See oder Fluß doch ein so schönes Erlebnis, das jeden beglücken sollte. Also wurden mithilfe eines Zeitungsartikels alle von dieser Krankheit Betroffenen aufgerufen, sich bei mir zu melden, um die Sirius Essenz *zu testen. In kürzester Zeit zeigten 58 Personen aus unserem Landkreis, die mehr oder weniger stark an Badedermatitis litten, Interesse an diesem Selbstversuch.*

Alle erhielten jeweils ein 10-ml-Fläschchen Sirius Essenz *auf Quellwasser sowie zwei Fragebögen zum Ausfüllen: einen, um den körperlichen Befund vor Beginn der Einnahme der*

Essenz zu erheben, und einen zweiten zur Dokumentation der Veränderungen seit Einnahme der Essenz.

Jede Proband/in sollte 3 x täglich zwei Tropfen einnehmen.

Die Auswertung:
Die lindernde Wirkung auf den Hautausschlag setzte für alle überraschend schnell ein. Im Durchschnitt wurde die Essenz nur sieben Tage eingenommen.

Bei sechs Personen gab es eine 100%ige Besserung des Ausschlags. Darunter befand sich auch eine Frau, die den Ausschlag seit 21 Jahren hatte. Sie brauchte die Sirius Essenz *nur fünf Tage zu nehmen. Bei allen anderen Probanden, bis auf einen, trat nach der Einnahme der* Sirius Essenz *eine deutliche Besserung der Haut ein.*

Analyse des Hintergrunds:
Landläufig gelten winzige Saugwürmerlarven im Kot von Enten, die sich in der dritten Larvengeneration zu Zerkarien entwickeln, sich in die Haut einnisten und sie reizen, als Verursacher der Badedermatitis. Unser zuständiges Gesundheitsamt erklärte jedoch auf Nachfrage, daß die wahre Ursache unbekannt sei. Die Auswertung der Fragebögen spiegelte dasselbe Ergebnis wider.

Bei einigen Teilnehmern des Selbstversuchs stagnierte die Heilung. Um nach der Ursache für die Blockade zu forschen, wurde eine gründliche Fallaufnahme gemacht. Dabei stellte sich heraus, daß diese Teilnehmer durch vorausgegangene Impfungen, teilweise in frühester Kindheit oder aber erst vor einer Reise, einen Impfschaden erlitten hatten, der sich unter anderem als allergische Reaktion der Haut oder Schleimhäute auf Wasser manifestiert hatte. Da sich die Wasserallergie ebenfalls auf der Haut zeigte, lag der Verdacht nahe, die Impfungen hätten die Haut auf Wasser sensibilisiert.

Um den vermuteten Verdacht einer Impfblockade bzw. -schädigung genauer zu untersuchen, wurde nun die Moorfee Salbe *bei den Studienteilnehmern auf die Impfeinstichstellen aufgetragen. Tatsächlich ließ der Juckreiz nach, und der Organismus konnte sich anschließend in die Heilung begeben.*

Körperliche Zustände

Hautauschlag als Reaktion auf Wasser – Badedermatitis

- Durch Moor-, See-, Fluß- oder Meerwasser
- Chlorwasser
- Leitungswasser
- Hautausschlag durch Weichspüler oder mit Düngemitteln belastete Gewässer
- Bindehautentzündung bei Tauchern durch See- oder Chlorwasser
- Ohrenschmerzen nach Tauchen

Impffolgen
- Allergische Hauterscheinungen als Folge von Impfungen oder Medikamenten
- Sinusitis
- Nierenentzündung

Sonstiges
- Leberschmerzen mit Übelkeit, aufgebähter Bauch
- Zucken der Füße

Die geistige Wirkung

Männer, aber auch Frauen, welche die *Sirius Essenz* benötigen, üben versteckt gegenüber dem Weiblichen in sich Vergeltung aus. Im Grunde ist die Frau selber davon überzeugt, daß sie Schuld hat, da sie in ihren Augen gegen das Göttliche verstoßen hat. Dies kann subtil oder je nachdem auch sehr grob mit größter Auswirkung von anderen, auch Frauen, ausgenutzt werden.

Das Männliche erlaubt dem weiblichen Teil der Gefühlswelt nicht, sich zu offenbaren. Es bleibt unter Verschluß und verursacht eine stetige Reizung, die uns bisher hauptsächlich als Badedermatitis bekannt ist. In Wirklichkeit führt diese fehlende Interaktion mit der unterdrückten Weiblichkeit zu einer unbefriedigenden Beziehung.

Seelische Anwendungsbereiche

- Ohne Einverständnis der anderen seine Angelegenheiten durchziehen
- Subtil anderen die Schuld zuweisen
- Große Angst, bestimmte Themen anzusprechen
- Verurteilend
- Vorfälle als schlecht bewerten – Diskussionen darüber sind ausgeschlossen
- Ungeduld

Anwendung und Dosierung

Bei Badedermatitis ein bis vier Wochen einsetzen.
Die *Sirius Essenz* wird sowohl innerlich als auch als Salbe angewandt. Die Hautausschläge heilen mit der Salbe schneller ab.

Sollte leichtes Bauchweh nach Einnahme der *Sirius Essenz* auftreten, kann dies ein Hinweis auf eine Reaktion auf Impftoxine sein, auch wenn die Impfung schon Jahrzehnte zurückliegt. Durch das Auftragen der *Sirius Salbe* oder der *Essenz* auf den Bauch klingt das Unwohlsein in der Regel schnell ab. Zusätzlich sollte die *Sirius Salbe* oder die *Moorfee Salbe* auf die Impfeinstichstellen aufgetragen werden.

(>) Folge- und (+) Kombinationsessenzen

Chlorwasserunverträglichkeit
+ *Befreiungsessenz*
Hautausschlag auf Weichspüler
+ *Sunrise Essenz*
Ohrenschmerzen durch Tauchen
+ *Schneebeere Essenz*

Affirmation:
„Geduld soll mich begleiten!"

Ergänzung zur 2. Auflage

Folgende Salben, Lotionen und Sprays, meist handelt es sich um Essenzenmischungen, sind im Index in Hellblau mit aufgeführt und nachfolgend näher beschrieben. Die Beschreibungen oder Fallberichte über diese neueren CBE-Produkte sind in verschiedenen Ausgaben der SURYA-Zeitschrift veröffentlicht.

„SURYA – Lebensfreude & Selbstheilung“ ist die im Lage & Roy Verlag erschienene Fachzeitschrift für Homöopathie und Chakrablüten Essenzen. Nach der 44. Ausgabe im Dezember 2021 pausiert die weitere Herausgabe für unbestimmte Zeit. Die Zeitschriften sind alle erhältlich und können telefonisch oder über www.lage-roy.de bestellt werden – auch zum Downloaden.

Augenwohl Balsam und Essenz	*SURYA Nr. 29, 43, 44*
Bauchwohl Salbe	*SURYA Nr. 44*
Brustschutz Salbe	*SURYA Nr. 31, 44*
Entspannende Gesichtscreme	*SURYA Nr. 42, 44*
Harmonie Salbe	*SURYA Nr. 44*
Harmonie Spray	*SURYA Nr. 26*
Kälteschutz Salbe	*SURYA Nr. 36, 42, 44*
Lippenbalsam	*SURYA Nr. 29, 44*
Raumreiniger Spray	*SURYA Nr. 36*
Salbe nach Zeckenbiß	*SURYA Nr. 44*
Sonnenwohl Lotion	*SURYA Nr. 29, 30, 38, 39, 41, 43, 44*
Stillsalbe	*SURYA Nr. 29, 31*
Straffungssalbe	*SURYA Nr. 29, 44*
Traumafee Essenz und Salbe	*SURYA Nr. 40, 41, 42, 44*
Venensalbe	*SURYA Nr. 44*

Die *Zellsalbe spezial* ist als *Wundsalbe* geeignet und keine Mischung.

Heilsame Mischungen aus Chakrablüten Essenzen für Salben und Sprays

Alle Essenzen sind auch als Salben und Sprays erhältlich. Darüberhinaus gibt es Salben, die mehrere Essenzen enthalten und durch die Mischung ein ganz anderes Einsatzgebiet ermöglichen als jede Essenz für sich. Sie werden auf der besonders reichhaltigen ‚spezial' Salbengrundlage aus k.b. Anbau hergestellt, die auch zum Auftragen auf die Schleimhäute und offene Wunden geeignet ist. Die größeren Gebinde im 200 ml-Airless Dispenser werden auch gerne als Bodylotion verwendet.

Augenwohl Balsam

Enthält: *Amaryllis, Gelbe Teichrose, Habichtskraut, Licht des Herzens, Zellessenz*

Die Salbe *Licht des Herzens* ist die am häufigsten eingesetzte Salbe bei Problemen mit den Augen. Ihr folgt in der Regel die Salbe aus der Gelben Teichrose. Da die Bandbreite der Augenbeschwerden sehr groß ist – Altersweitsichtigkeit, Makuladegeneration, Augenjucken, Bindehautentzündung, Grauer und Grüner Star, feuchte oder trockene Augen, Schielen, etc. ist es manchmal schwierig, die passendste Essenz herauszufinden. Um ein großes Einsatzgebiet abzudecken ist der Augenwohlbalsam entwickelt worden. Rechtzeitig eingesetzt hat sie schon in Verbindung mit der *Augenwohl Essenz* so manche Operation am Grauen Star verhindern können.

Bauchwohl Salbe

Enthält: *Hüftchakra, Hüter der kosmischen Wahrheit, Bonding Essenz*

Bei Verdauungsbeschwerden, besonders infolge Glutenunverträglichkeit, wird die Salbe um den Nabel aufgetragen. Sie beruhigt den Darm und ist sehr wohltuend bei einer durch hohe Dosen von Medikamenten angegriffenen Darmflora mit allen lästigen Begleiterscheinungen wie Blähungskoliken sowie bei Durchfall als auch bei Verstopfung. Säuglinge, die auf die Muttermilch oder Kunstmilch mit Blähungen reagieren, tut die Salbe auf dem Bauch sehr gut. Auch Kindern, die zu viel Süßes oder zu schnell und zu viel essen und dadurch Bauchschmerzen bekommen, tut das Auftragen der Salbe auf den Bauch sehr gut.

Brustschutz Salbe

Enthält: *Herzchakra, Kniechakra, Mama, Zellessenz*
Die Salbe schützt empfindliche Brustwarzen vor Wundheit und Entzündung durch häufiges Stillen, wodurch sich Risse bilden können, die das Stillen zu einer äußerst schmerzhaften Angelegenheit machen. Bei empfindlichen Brustwarzen sollte die Salbe vorbeugend schon am Ende der Schwangerschaft eingesetzt werden.

Entspannende Gesichtscreme

Enthält: *Entspannung, Zellessenz*
Diese beliebte Creme eignet sich sehr gut für die angespannte Gesichtshaut. Sie nimmt die Starre aus den Gesichtszügen und glättet Falten. Sie kann hilfreich sein, um die aufgesetzte Maske abzulegen oder wenn man beim Tragen des Mundschutzes in eine ärgerliche Anspannung gerät. Vor dem Schlafen aufgetragen, fördert sie einen entspannten Schlaf.

Harmonie Salbe und Spray

Enthält: *Herzchakra, Schutz, Weisheit, Wiege des Herzens*
Auf das Herzchakra oder das Gesicht aufgetragen führt diese leicht nach Rosen duftende Creme entspannt durch den Tag und sorgt für harmonische Begegnungen. Besonders wertvoll für Menschen, die sich sowohl eine innere Harmonie als auch eine ebensolche Umgebung wünschen. Zusätzlich kann der Harmoniespray um den Menschen in die Aura versprüht werden. Um eine schöne Atmosphäre in Räumen einzuleiten und ein liebevolleres Miteinander zu fördern, wird

der gleichnamige Spray eingesetzt. So können auch liebe Menschen in den Genuß der harmonischen Schwingung kommen, ohne sich einzucremen. Daher ist der Einsatz bei Kindern sehr empfehlenswert, wenn sie sich in einer wenig harmonischen Umgebung aufhalten müssen.

Kälteschutz Salbe und -lotion (200 ml)

Enthält: *Schneebeere, Solarplexus, Zelle*
Für kälteempfindliche Menschen und alle, die extremer Kälte ausgesetzt sind, ist diese Salbe ein wahrer Segen. Es handelt sich um eine völlig neuartige Entwicklung des Kälteschutzes, denn die Creme schützt nicht aufgrund ihres hohen Fettgehalts, sondern regt die Zellen an, sich aus eigener Kraft vor der Kälte zu schützen. Sie bewahrt ebenso die zarte Haut von Babys und Kindern vor klirrender Kälte wie die von Bergsteigern, Skifahrern und Arbeitern in Gefrieranlagen. Leichtere Erfrierungen, auch wenn diese schon länger bestehen, vermag die Salbe sogar wieder in Ordnung zu bringen.

Die Bodylotion hat sich als hilfreich für Menschen erwiesen, die an innerer Kälte leiden oder infolge eines Traumas wie zu einem Eisblock erstarrt sind. Die Kälteschutzlotion vermag nicht nur vor Kälte zu schützen, sondern übt auch einen heilsamen Effekt auf die verletzte Gefühlswelt aus, wodurch der Mensch wieder aus seinem eingefrorenen Kaltherzigkeit herausfindet.

Lippenbalsam

Enthält: *Entspannung, Venus, Zelle*
Diese Art von Lippenpflege ist ebenfalls neu und einzigartig! Der Lippenbalsam pflegt und schützt nämlich nicht nur spröde Lippen und bringt Lippenherpes in der Regel schnell zum Verschwinden, sondern entspannt durch seine wohltuende Energie auf liebevolle Weise die Lippen und damit auch den Mundraum. Dies wiederum hat eine entspannende Wirkung auf Becken, Gesicht und die ganze Ausstrahlung.

Sonnenwohl Lotion und Salbe

Enthält: *Papa, Solarplexus, Schwarzerle, Zellessenz*

Auch diese Lotion ist eine Weltneuheit, weil sie auf einem ganz neuen Prinzip beruht jenseits der materiellen Wirkung. Viele Jahre hat es gedauert, bis die optimale Zusammensetzung unter den verschiedensten Testbedingungen herausgefunden werden konnte – am Äquator, auf dem Meer, im Hochgebirge über 4000 m und beim Wintersport.

Traditionelle Sonnenschutzcremes müssen entweder Chemikalien oder Mineralien enthalten. Die Chakrablüten Lotion und Salbe enthalten keine toxischen Stoffe. Deswegen dürfen sie auf dem Etikett nicht als Sonnenschutz deklariert werden. Sie sind damit auch ein wichtiger Beitrag zum Schutz der Gewässer und unserer Gesundheit.

Ohne eine Aussöhnung mit den als feindlich eingestuften Sonnenstrahlen wird die Liebe zur lebensspendenden Sonne nicht möglich sein. Sie bleibt der Feind, dem man sich nicht aussetzen möchte. Die Sonnenwohl Lotion ertönt wie eine Hymne an die Sonne auf unserer Haut, welche die Angst vor dem Licht dahinschmelzen läßt.

Das Ergebnis unserer Forschungen übertraf unsere Erwartungen um ein Vielfaches. Als Nebeneffekt der Lotion stellte sich nämlich in vielen Fällen eine schöne Hautbräunung ein. Bei einigen Anwenderinnen bildete sich sogar eine leichte hellbraune Hauttönung auf den nicht der Sonne ausgesetzten, stets bedeckten sehr blassen Hautstellen. Bei Sonnenbrand und allgemein bei Verbrennungen hat sich die Sonnenwohl Lotion erstaunlicherweise ebenfalls als wohltuend erwiesen. Der Schmerz läßt nach dem Auftragen der Salbe in der Regel sehr schnell nach; sobald sich wieder Anzeichen melden, muß erneut aufgetragen werden. Dabei ist auch zu beachten, daß Verbrennungen nicht mit kaltem Wasser abgekühlt werden dürfen, um die Heilung nicht zu blockieren. Das Eincremen des Gesichts hat sich sogar als entspannend bei Sonnenstich mit Kopfschmerzen, Benommenheit und Gereiztheit erwiesen.

• **Anwendung:** Anfangs sollte die Lotion oder Salbe je nach Sonneneinstrahlung und Hautempfindlichkeit etwa dreimal täglich aufgetragen werden, bis sich eine gesunde Bräune entwickelt hat. Dann ist je nach Hauttyp nur noch gelegentliches Eincremen nötig. Diese Art des Schutzes ist über eine längere Anwendungszeit preisgünstig, denn herkömmliche Sonnenschutzcremes müssen häufig aufgetragen werden und verhindern die Bildung des lebenswichtigen Vitamin D3 und die Bräunung der Haut.

Stillsalbe

Enthält: *Entspannung, Herzchakra, Kelch des Lebens, Leberchakra, Mama, Zelle*

Nach der Geburt sorgt diese Salbe für einen harmonischen Milcheinschuß. Sie reguliert die Milchproduktion, so daß sich die Zusammensetzung der Milch schnell und sanft auf die wechselnden Bedürfnisse des Säuglings einstellen kann. Außerdem schützt sie die Brüste vor Stillbeschwerden wie Entzündungen oder schmerzhaftem Milchstau. Außerdem bewirkt sie eine schnelle und komplikationslose Rückbildung der Gebärmutter nach der Geburt; dreimal täglich auf den Unterleib auftragen. Die Phase der Nachwehen verkürzt sich damit auch.

Straffungssalbe

Enthält: *Knie, Zelle und Coffea tosta*

Einen großen Anwendungsbereich zeichnet diese Salbe aus, die sich grundsätzlich bei Rissen im Gewebe bewährt hat: rissigen Fußsohlen, Fingern und gerissenem Bindegewebe infolge Gewebeschwäche oder Schwangerschaft sowie bei Hämorrhoiden. Bei Orangenhaut oder erschlaffter Haut hat sie sich ebenfalls auf Oberschenkeln, Bauch und Busen bewährt.

Traumafee Salbe

Enthält: *Jacumbofee, Kniechakra, Licht des Herzens, Magnetische, Mango, Princess Flower und Zell Essenz*

In der SURYA Nr. 40 können Sie die wahre Geschichte lesen, wie unser Huhn Umilein allein mit der Traumafee Essenz von seiner Querschnittslähmung geheilt wurde. Die Salbe wird bei allen Arten von schweren körperlichen Traumen wiederholt auf die Verletzung aufgetragen, bei emotionalen Traumen auf das Herzchakra. Der Körper zeigt deutlich an, wann die Salbe wieder aufgetragen werden sollte. Innerlich kann die Essenz dazu gegeben werden oder auch alleinig.

Venensalbe

Enthält: *Leber, Princess Flower, Venus, Wurzelchakra Essenz*

Sehr hilfreich bei Venenschwäche, wie sie sich durch Besenreiser und Krampfadern zeigt. Begleiterscheinungen wie Hitze, Schmerzen und Stauungsgefühle werden gelindert. Möglicherweise kann eine Varizenentfernung damit umgangen werden.

Salbe nach Zeckenbiß

Enthält: *Moorfee, Zellessenz*

In der Regel lockert die Zecke mit dieser Salbe ihren Biß, so daß das Insekt leicht entfernt werden kann oder es verläßt nach ein paar Minuten seinen Wirt. Sollte der Kopf abbrechen, so ist sie möglicherweise in der Lage, eine Infektion zu verhindern, kann jedoch nicht den Zeckenkopf hinaus befördern. Hierfür braucht es die Salbe *Erwachen des Bewußtseins.* Das schmerzhafte Ausstanzen des Zeckenkopfes erübrigt sich damit. Die Salbe sollte nach einem Zeckenbiß, bei dem der Mensch sich sorgt, daß sich eine Hirnhautentzündung oder eine Borreliose entwickeln könnte, zweimal täglich über vier bis sechs Wochen eingesetzt werden.

Die Chakrenzuordnung im 2. Handbuch

1. Wurzelchakra
   = Muladhara Chakra – Urton, Ursubstanz, Quelle der Ursubstanz:
   Amaryllis, Auferstehung, Gelbe Teichrose, Hüftchakra

1.1 Fußsohlenchakren: *Regenbogen*

1.2 Hüftchakren: *Hüftchakra*

1.3 Nierenchakren: *Nierenchakra*

2. Sexual- oder Sakralchakra = Svadhisthana Chakra – Sitz des Kerns:
   Jungbrunnen, Mama, Mango, Milzchakra, Multiple Power, Venus, Wunderbaum

3. Nabelchakra = Manipura Chakra – Lichtstrahl des Juwels:
   Bonding, California Dream, Himmelsohr, Lichtkerze, Pfad des Willens, Sirius

3.1 Leberchakra: *Glück, Papa, Niembaum*

3.2 Milzchakra: *Milzchakra*

4. Herzchakra = Anahata Chakra – der geheime Ort:
   Auferstehung, Erwachen des Bewußtseins, Felsenherz, Mama, Papa

4.1 Schulterchakra: *Schulterchakra*

5. Kehlkopfchakra = Vishuddha Chakra – der reine Klang Gottes:
   Befreiung, Currybaum, Sirius, Wunderbaum

6. Stirnchakra = Ajna Chakra – der Zustand der Wahrnehmung oder im See der Wahrnehmung: *Entspannung, Gelbe Teichrose, Klarheit, Lichtkerze, Niembaum, Pfad des Willens, Schneebeere*

7. Scheitel- oder Kronenchakra = Sahasrara Chakra – im Fluß des Seins:
   Auferstehung, Erwachen des Bewußtseins

8. Chakra = Manavtha – Respekt und Achtung: *Niembaum*

9. Chakra = Swapna swarga – Träume sind himmlisch: *California Dream*

12. Chakra = Himsagar – das Meer der süßen Reinheit: *Mango*

13. Chakra = Chitranjan – die Frucht des Geistes: *Sirius*

15. Chakra = das Ursächliche: *Regenbogen*

Die Essenzen mit den Affirmationen in numerischer Reihenfolge

31	Auferstehungsessenz	*„Der Glaube versetzt Berge!"*
32	Bonding Essenz	*„Für Gott ist nichts unmöglich, glaube nur!"*
33	Hüftchakra Essenz	*„Rufe zum Himmel!"*
34	Essenz der Klarheit	*„Klarheit erhelle mich!"*
35	Schulterchakra Essenz	*„Ich bin die Freude in Dir!"*
36	Venus Essenz	*„Friede sei mit dir!"*
37	Befreiungsessenz	*„Ich bin befreit von allen Fesseln!"*
38	Entspannungsessenz	*„Gelobt sei der Name des Herrn!"*
39	Erwachen des Bewußtseins	*„Fokusier dich auf das Wesentliche!"*
40	Glücksessenz	*„Ich bin glücklich!"*
41	Himmelsohr Essenz	*„Ich bin gestärkt im Glauben!"*
42	Jungbrunnen Essenz	*„Ich bin die Kraft der Verjüngung!"*
43	Mama Essenz	*„Mütterliche Liebe umhüllt mich!"*
44	Milzchakra Essenz	*„Ich ehre mein Christus-Selbst!"*
45	Nierenchakra Essenz	*„Ich tanze in der sprudelnden Kraft der Freude!"*
46	Pfad des Willens	*„Herr, ich lasse es geschehen!"*
47	Schneebeere Essenz	*„Ich bin gesegnet von Gott!"*
48	Wunderbaum Essenz	*„Herr, erbarme Dich unser!"*
49	Amaryllis Essenz	*„Diene deinem Leben!"*
50	California Dream Essenz	*„Ich bin Dein, Du bist mein!"*
51	Currybaum Essenz	*„Mensch erkenne dich selbst!"*
52	Felsenherz Essenz	*„Ich bin die sprudelnde Quelle des Lebens!"*
53	Gelbe Teichrose Essenz	*„Die Wahrheit macht dich frei!"*
54	Lichtkerze Essenz	*„Der Glaube macht dich segensreich!"*
55	Mango Essenz	*„Ich liebe die Geschenke Gottes!"*
56	Multiple Power Essenz	*„Ich bin die Herzenskraft, die alles bewegt!"*
57	Niembaum Essenz	*„Göttliche Vorsehung ist mein Halt!"*
58	Papa Essenz	*„Ich, der göttliche Vater, bin stets in deinem Herzen!"*
59	Regenbogen Essenz	*„Ich bin der Regenbogen der göttlichen Eigenschaften!"*
60	Sirius Essenz	*„Geduld soll mich begleiten!"*

Symptomenregister

Das Anlegen eines Symptomenregisters stammt ursprünglich aus der Homöopathie (Repertorium). Es soll die Suche nach der richtigen Essenz erleichtern, aber es ersetzt nicht das grundlegende Wissen über die Essenzen. Die Essenzen in diesem Buch bauen auf dem Symptomenregister des ersten Bandes auf und sind rosafarben.

Die Essenzen mit Abkürzungen in alphabetischer Reihenfolge

49. Amaryllis – *Amar*
31. Auferstehungsessenz – *Auf*
37. Befreiungsessenz – *Befreiung*
32. Bonding Essenz – *Bond*
50. California Dream Essenz – *Dream*
51. Currybaum Essenz – *Curry*
38. Entspannungsessenz – *Entspannung*
39. Erwachen des Bewußtseins Essenz – *Erwachen*
52. Felsenherz – *Fels*
53. Gelbe Teichrose – *Gelb*
40. Glücksessenz – *Glück*
41. Himmelsohr – *Himmel*
33. Hüftchakra Essenz – *Hüfte*
42. Jungbrunnen Essenz – *Jung*
34. Essenz der Klarheit – *Klar*
54. Lichtkerze Essenz – *Kerze*
43. Mama Essenz – *Mama*
55. Mango Essenz – *Mango*
44. Milzchakra Essenz – *Milz*
56. Multiple Power Essenz – *MP*
57. Niembaum Essenz – *Niem*
45. Nierenchakra Essenz – *Niere*
58. Papa Essenz – *Papa*
46. Pfad des Willens – *PfadWillen*
59. Regenbogen Essenz – *Regenbogen*
47. Schneebeere Essenz – *Schnee*
35. Schulterchakra Essenz – *Schulter*
36. Venus Essenz – *Venus*
48. Wunderbaum Essenz – *Wunder*
60. Sirius Essenz – *Sirius*

A

abenteuerlustig: *MP*
Abgrenzung, hilfreich zur: *Auf, Balsam, Klar*
· „nein“ sagen zu können: *Niere* wenn Arbeitsdruck zu groß: *Schnee*
· sich von dem zu trennen, was dem Licht entgegensteht: *Niere*
· verbal: *Auf*
Abgrund, Gefühl, hineinzufallen: *Ball*
Ablehnung, der eigenen Mutter: *Mama*
· Mutter lehnt Kind ab: *Mama*
· der Schwangerschaft: *Herz, Mama*
Abmagerung: *Leber, Solar*
Abnabelung: *Bond, Herz, Pfad, Solar*
Abneigung gegen
· Familienmitglieder: *Herz*
· Gerüche, starke: *PfadWillen*
· Obst: *Wiege*
· Süßes: *Wiege*
Abnutzung der Gelenke (s. dort)
Abort, Abgang: *Mama, Zelle*
Abstillen, erleichtert (s. Stillen)
Abtreibung: *Herz, Mama, Mango*
· Reue über: *Rad*
Abszeß (s. auch jeweiliges Organ): *Klar, Zelle*
Abwehr negativer Energien: *Balsam, Rad, Tier*
Abwehrkräfte stärken: *Herz, Kelch, Leber, Niem*
Abwertung: *Niem*
Achillessehnenriß: *Knie, Princ*
Achtung fehlt: *Niem*
Adipositas: *Leber, Solar, Tier*
ADS/ADHS: *Ball, E-Smog, Herz, Juwel, Solar, Strahl, Tier*
· Impfung, nach: *Moorfee*
Aftervorfall: *Erwachen*
Aggressivität: *Knie, Leber, Mango, Tier*
Ahnenheilung: *Bond*
· **Ahnen,** Impfbelastung der: *Hüfte*
Akne: *Leber, Zelle, Zellsalbe*
Alarmsituation, lebt in ständiger: *Ball, Helper*
albern: *Schnee*
Alkoholmißbrauch: *Curry, Herz, Leber, Pfad, Tier*
· überempfindlich auf: *Leber*
alleingelassen, fühlt sich: *Mama*
· kompensiert durch viel essen: *Bond*
Alleinsein, Angst vorm: *Herz*
· macht depressiv: *Jung*
Allergien: *Auf, Befreiung, Erwachen, Herz, Juwel, Leber, Licht, Moorfee, Sirius, Sunrise ,Tier, TränHerz, Zelle*
· Augen betroffen: *Licht, TränHerz*
· Ausschlag: *Leber, Zelle* tierischem Juckreiz, mit: *Tier*
· Chlorwasser: *Sirius*
· Fruktose: *Licht*
· Heuschnupfen (s. dort)
· Histamin: *Juwel, Licht*
· Impfung durch: *Licht, Tier, Moorfee* (s. Impfung)

· Insektenstiche: *Moorfee*
· Kontaktallergie auf Chemikalien in Kleidung: *Sunrise*
· Laktose: *Licht*
· Operationsfäden aus Schafsdarm: *Erwachen*
· Nahrungsmittel: *Juwel, Licht*
Milch: *Licht*
· Schimmel: *Juwel*
· Staub: *Juwel*
· Tierhaare: *Juwel, Tier*
· Wasser, See-, Meer-: *Sirius*
Alltag, überfordert: *Ball, Herz, Kelch, Helper, Solar*
Alopezia areata (kreisrunder Haarausfall): *Zelle*
Alpträume: *Herz*
ALS: *Jung, Magnet, Waldfee*
· Impffolge: *Moorfee*
Alterung, vorzeitig: *Jung*
Altersbeschwerden: *Herz, Jung, Leber, Knie, Magnet, Princess, Wiege, Zelle*
Altersflecken: *Sonnenwohl*
Altes, hinter sich zu lassen, hilft: *Curry, Jung, Waldfee*
Alzheimer: *Herz, Juwel, Klar, Strahl*
Amalgam, ausleiten: *Dream, Hüter, Leber, Sunrise*
Ammen-Dornfinger-Spinne, Biß: *Kerze*
Analfissuren: *Knie, Straffungssalbe, Wurzel, Zelle*
Analfisteln: *Waldfee, Zelle*
Anämie:
Hüter, Leber, Niere, Waldfee, Zelle
· leberbedingt: *Leber*
anaphylaktischer Schock, durch:
· Bienenstich: *Herz,*
· Impfungen: *Herz, Moorfee, Pfad, Tier, Wiege*·
Nahrungsmittel: *Herz, Licht*
· Wespenstich: *Herz, Moorfee*
Aneurisma, Angst vor: *Herz*
· Schutz vor: *Ball, Leber, Zelle*
· Bauchaorta: *Ball, Knie, Solar*
Anfälle, epileptische: *Herz, Juwel*
Angina pectoris (Stenokardie): *Bond, Fels, Herz, Weisheit*

Angst: *Herz, Helper, Niere, Solar*
· Alleinsein: *Herz, Solar*
· Alltag: *Ball, Helper, Herz, Solar*
· anders zu sein: *Ball*
· anormal zu sein: *Milz*
· Ansteckung: *Auf*
· Anforderungen nicht gewachsen zu sein: *Regenbogen, Schnee*
· Armut (s. Verarmung)
· Aufgaben nicht zu schaffen: *MP*
· Aufdeckung, Entlarvung: *Milz*
· ausdrücken, sich: *Auf, Befreiung, Strahl*
· bedrohlichen Zuständen: *MP*
· Benachteiligung: *Bond, Solar*
· Berührung: *Bond*
· Bindung: *Bond*
· dick zu werden: *Bond, Solar*
· Dunkelheit: *Herz*
· dunkler Seite in sich: *Gelb*
· Einbrechern, Dieben: *Herz*
· Ersticken: *Medulla, Strahl*
· Ertrinken: *Medulla*

· Flug: *Auf, Herz, Juwel, Solar*
· Geburt: *Herz, Solar*
· gehen zu lernen (Kinder): *Herz*
· Geisteskrankheit: *Helper*
· genug zu bekommen, nicht: *Bond, Solar*
· Gespenstern: *Herz*
· Gewitter: *Balsam*
· Heilung: *Solar*
· Herausforderungen: *Licht, Solar*
· Hinfallen: *Princess*
· Höhe: *Auf, Juwel*
· Impfungen: *Herz, Moorfee, Tier*
· Insekten: *Moorfee*
· Krankheit: *Auf, Ball, Pfad, Regenbogen*
· krankheitsbedingt: *Regenbogen*
· Kündigung: *Pfad*
· Neues zu lernen: *Herz, Solar*
· Norm nicht zu entsprechen: *Milz,*
· problematischen Themen: *Schnee, Sirius*
· Prüfungen: *Bond, Helper, MP, Schnee, Solar*
· Psychiatrie, Einlieferung in: *Helper*
· Schule: *Herz, Solar*
· schutzlos zu sein: *Schutz*
· Situationen, neuen: *Bond, Herz, Niere, Solar, Strahl*
· Sprechen in der Gruppe: *Juwel, Solar, Strahl,*
· Tieren: *Herz, Tier, Wiege*
· Transport, bei Tieren: *Helper, Tier*
· unbekannte Situationen (s. neue)
· Unwetter: *Balsam*
· Veränderung: *Bond, Pfad, Solar*
· Verarmung: *Bond, Princess, Lach-Herz*
· Verhungern: *Solar*
· Verlust von geliebten Menschen: *Juwel*
· Verrückt zu werden: *Helper*
· Versagen: *Helper, Pfad, Solar*
· Verstand zu verlieren: *Helper*
· Vorgesetzten, Überlegenen: *Tier*
· Vorträge zu halten: *Strahl, Solar*
· vorwärts zu gehen: *Schutz*
· Wasser, Schwimmen zu lernen: *Herz, Medulla, Moorfee*
· Wahrheit: *Klar*
· weltlichen Dingen: *Ball, Solar*
· Zahnarzt: *Helper, Herz, Solar, Strahl*
· zu wenig zu bekommen: *Bond, Solar*
· Ängste machen das Leben Hölle: *Ball, Helper*

ängstlich: *Herz, Kerze, Schnee*
· Knieschlottern vor Angst: *Jung*

Animalisches zu stark: *Tier*

Anorexie: *Herz, Leber, Solar, Tier*

Anspannung (s. Verspannung): *Curry, Entspannung*
· Gesicht, Kiefer: *Entspannung, Entspannende Gesichtscreme, Magnet, Schnee, Strahl, Tier*

Ansteckung, Panik vor: *Auf*

Anti-Baby-Pille, Schäden
· Fortpflanzungsorgane: *Kelch, Venus*
· Krampfadern: *Leber, PfadWillen, Princess, Sunrise, Venensalbe, Venus*

Antibiotika
· Ausleitung: *Leber, Sunrise, Zelle*
· blockieren Essenzen: *Leber, Tier*
Antriebsschwäche: *Auf, E-Smog, Leber, Magnet*
Aortenklappe schließt unvollständig: *MP*
Aphrodisiaka, Verlangen nach: *MP, Wunder*
Aphthen im Mund: *Zelle*
Apnoe, Schlaf: *Medulla, Strahl*
Apoplexie (s. Schlaganfall)
Appetit, nachts vermehrt: *Solar*
· -losigkeit: *Leber, Solar, Wiege*
  – morgens: *Wiege*
Arbeit
· Motivation fehlt: *Strahl*
· schiebt vor sich her: *Medulla, MP*
· Schutz am PC: *E-Smog, Magnet*
· Teamfähigkeit, fördert: *Waldfee*
· Überarbeitung, Folgen von: *Kelch, Magnet, MP*
Ärger: *Klar, Leber, Solar, Tier*
über:
· Kleinigkeiten: *Kerze*
· Krankheit: *Niem*
· sich selbst: *Mango*
· Ungerechtigkeit: *Entspannung*
Arme schwer wie Blei: *Papa*
Arteriosklerose: *Fels, Hüter, Kerze, Leber, MP, Papa, Zelle*
Arthritis (s. Gelenksentzündung)
Arthrose (s. Gelenke)
Artikulierungsprobleme: *Herz, Solar, Strahl*
· Bedürfnisse ausdrücken: *Auf, Pfad*
· Lähmung der Zunge (s. Schlaganfall): *Jung, Strahl*
· Schüchternheit, mit: *Herz*
Asthma: *Auf, Herz, Kelch, Medulla, Pfad*
· allergisches: *Juwel, Licht, Moorfee*
· Brustschmerzen, Herzbeklemmung mit: *Medulla*
· impfbedingt: *Herz, Licht, Moorfee, Pfad*
· Nahrungsmittelallergie: *Licht, Moorfee*
· Schimmel, durch: *Juwel*
· seelische Probleme: *Herz, Pfad*
· streßbedingt: *Kelch*
· Tierhaare: *Tier*
Atelektase (Zus. fallen der Lungenbläschen): *Herz, Medulla, Princess*
Atemnot: *Auf, Entspannung, Herz, Hüter, LachHerz, Licht, Medulla, Pfad*
· Anspannung, durch: *Entspannung*
· Geburtsschock: *Herz, Traumafee*
· Herzstechen, mit: *Herz, Moorfee*
· Hochfahren oder -steigen, beim: *Medulla*
· Höhe, in der: *Medulla*
· Impfungen, infolge: *Medulla, Moorfee*
· Luftverschmutzung: *Medulla*
· Narkotika: *Medulla*
· Neugeborenen, bei: *Herz, Medulla, Traumafee*
· Verspannung, durch: *Entspannung*
Atemstillstand: *Herz, Medulla*

· Atemzentrum: *Medulla*
Atherom: *Zelle*
atmosphärische Einflüsse: *Magnet, MP, Wiege*
Atmung:
· Bauchatmung verbessert: *Bond, Hüter, Medulla, Solar·*
· Durchatmen, erschwert: *Medulla*
· oberflächlich: *Hüter, Medulla, Solar*
· stockt beim Sprechen: *Hüter, Medulla, Zelle*
Atlaswirbel: *Licht*
· Kopfschmerzen ausgehend vom: *Jung, Licht*
Atrophie, Gewebe, Nerven: *Zelle*
Aufbaubehandlung
· Krankheiten, bei schweren: *Auf, Herz, Leber, PfadWillen, Solar, Strahl, Zelle*
· Kräftehaushaltes, des: *Magnet*
Aufbürden, sich zuviel: *Schulter*
Aufgabe, Klarheit finden: *Amar, Pfad, Klar*
Aufgeregtheit: *Herz, Solar*
· freudige, zu große: *Glück, LachHerz*
Aufmerksamkeitsstörungen (ADS): *Ball, E-Smog, Herz, Juwel, Magnet, Moorfee, Strahl, Tier*
Aufmerksamkeit und Würde, Kinder suchen: *Hüfte*
Aufputschmittel, Entwöhnung: *Entspannung, Leber, Tier*
Aufräumen u. Wegwerfen, hilfreich: *Curry, Helper, Jacumbo, Waldfee* (s. auch Ordnung und Struktur)
aufrecht sitzen, fällt schwer: *Magnet*
aufrichtend: *Auf, Hüter, Magnet*
Aufrichtigkeit: *Hüter*
Aufstoßen: *Mango, Solar*
· Frustessen, Verdecken des Unglücks: *Glück*

Augen: *Augenwohl, Gelb, Juwel, Klar, Licht*
– rechtsseitig: *Papa*
– linksseitig: *Mama*
· Allergien, Heuschnupfen: *Amar, Auf, Juwel, Leber, Licht, TränHerz*
· Aufgabe nicht sehen wollen, Folge von: *Klar*
· Bildschirmarbeit, durch: *E-Smog, Magnet*
· Bindehautentzündung: *Licht*
– eitrig, chronisch: *Helper*
– Tauchern, bei: *Sirius*
· Blitze: : *Kerze, Licht, Rad*
– Augen-Op, nach: *Augenwohl, Kerze*
· brennen: *Papa*
– Chlorwassser, durch: *Sirius*
· eitrige: *Helper*
· Fehlsichtig: *Amar, Augenwohl, Befreiung, Curry, Dream, Gelb, Juwel, Kerze, Licht, Niere*
· Gesichtsfeldausfall bei Migräne: *MP*
· Grauer Star: *Licht, Zelle*
· Grüner Star (Glaukom): *Herz, Himmel, Klar, Knie, Licht*
· Hornhautriß: *Knie*
-narben: *Rad, Zelle*
· Infarkt: *Licht, Zelle*

- Juckreiz: *Dream, Helper, Juwel, Klar, Leber, Tier*
- Lichtempfindlichkeit: *Licht, Rad, Venus*
  – Sonne sticht: *Licht, MP*
- Makuladegeneration: *Knie, Licht, Zelle*
- Mouches volantes: *Licht, Moorfee*
- müde: *Licht, Magnet*
- Operation, nach: *Licht, Kerze, Zelle*
- reinigend: *Kerze, Klar*
- Sandkorngefühl: *TränHerz*
- schwach: *Befreiung, Niere*
- Schwarzwerden vor den: *Herz*
- Sehnervatrophie: *Licht, Zelle*
- Sehschwäche (s. Fehlsichtigkeit)
- Sehstäbchenschwäche: *Amar, Licht*
- stechen: *Curry*
- tränende: *Amar, Curry, Licht, TränHerz* (beachte Ursache: Diabetes etc.)
  – Fremdkörper, durch: *Erwachen*
- Tränengangskanal verstopft: *Zelle*
- trockene: *Lach.Herz, Licht*
- trüb: *Klar*
- überanstrengt: *Augenwohl, Licht*

Auraschutz (mit Spray): *Balsam, E-Smog, Helper, Moorfee, Schutz, Zelle*

Ausbeutung, Schutz vor: *Balsam, Tier, Wiege*

Ausdauersport:
- aktiviert Reserven: *Magnet*
- regeneriert Reserven: *Jung, Zelle*

ausgedörrt, ausgetrocknet: *Himmel*

Ausgelaugtsein, Gefühl von: *Auf, Balsam, Jung, Magnet*

ausgleichend, männl. und weibl. Energie: *Erwachen, Glück, Pfad-Willen, Schutz, Wurzel*

Ausschabung, nach: *Kelch, Zelle*

Ausschlag (s. Hautauschlag)

Aussöhnung: *Kerze*

Aussprache undeutlich: *Herz, Pfad, Solar, Strahl*

auswegloses Gefühl: *Glück, Helper, TränHerz*

Auswurf festsitzend: *Wunder*

Autismus: *Entspannung, Glück, Herz, Klar, Pfad, Schnee, TränHerz, Wiege*
- Impffolge: *Herz, Moorfee, Tier, Wiege*
- autistische Reaktion auf laute Geräusche: *Schnee*

Autofahrten (s. Verspannung)

Autoimmunkrankheiten (s. Impfen):
- innere Zerstörungstendenz loslassen: *Auf*

Autoritäten:
- autoritäres Verhalten: *Papa*
- Autoritätsgläubigkeit: *Curry, Tier*
- falschen folgen: *Curry*
- sich unterwerfen: *Tier*

B

Babys, finden keinen Rhythmus: *Ball*
Badedermatitis: *Sirius*
Bakerzyste: *Knie, Zelle*
Bandgefühl: *Bond*
Bänder, Sehnen:
· -anriß: *Knie*
· -dehnung: *Knie, Princess, Wiege*
· -zerrung: *Princess*
Bandscheibenvorfall (s. Wirbelsäule)
Bandwurmbefall: *Erwachen, Moorfee, Niem*
Barmherzigkeit, fördert: *LachHerz, Tier*
Batterien, Reserven erschöpft: *Jung*
Bauch
· Druck im: *Amar, Leber, Solar*
· Gurgeln: *Dream*
· hart, Schwangerschaft in: *Herz, Solar*
· Koliken, Dreimonats-: *Bauchwohl, Bond, Solar*
· Nabel schmerzhaft: *Amar, Bond*
· Steine im, Gefühl als ob: *Solar*
· -schmerzen: *Amar, Bond, Leber, Milz, Solar*
  – nachts: *Kerze*
  – Stuhlgang, vor: *Milz*
  – Süßigkeiten, durch zu viel: *Bond, Mango, Sunrise*
· Spannung, im: *Entspannung, Solar*
· Wasseransammlung: *Wiege, Himmel*
Bauchatmung wird verstärkt: *Bond, Hüter, Medulla, Solar*
Bauchspeicheldrüse: *Leber, Magnet, Mango, Solar*
Baum, fühlt sich wie ein gefällter: *Auf*
BCG-Impfung, Folgen: *Herz, Kelch, Moorfee*
Bechterew, Morbus: *Hüter, Magnet, Waldfee*
· Impffolge: *Moorfee*
Becken
· -bodenschwäche: *Erwachen, Kelch, Wurzel*
· -reinigend: *Hüfte, Wurzel*
· -schiefstand: *Hüfte, Magnet, Schutz, Wurzel*
bedienen, sich lassen:
· andere müssen stets zu Diensten sein, instrumentalisieren: *Amar*
· prinzessinnenhaftes Verhalten: *Princess*
Bedürfnisse
· eigene unterdrücken: *PfadWillen*
· erkennen; traut sich nicht, dem Massenbewußtsein zu widerstehen: *Bond*
· Gefühl kein für eigene: *Amar, Schnee, Solar*
Beeinflussung, negativer, Schutz vor: *Balsam, Rad, Schutz, Tier*
Befreiung von: *Befreiung*
· Altem: *Curry, Waldfee*
· Gedankenmustern, einengenden: *Entspannung, Hüter, Waldfee*
· Seelen, an Orte gebundene: *Rad*
· symbiot. Beziehungen: *Hüter, Tier*
Befruchtung, künstliche: *Herz, Kelch, Leber, Milz, Tier*

· Kinder für, entstanden durch: *Herz, Rad, Zelle*
– Eizelle tiefgefroren: *Schnee*
Begabungen, Talente fördern: *Entspannung, Herz, Tier, Regenbogen*
Begeisterung, weckt: *Kerze*
Begrenzungen, Überwindung von: *Befreiung, Hüter, Knie, Waldfee*
Behinderung, geistige: *Befreiung*
Beine
· Länge unterschiedlich: *Hüfte, Magnet, Wurzel*
· offene: *Leber, TränHerz, Zellsalbe*
· unruhige (s. Restless legs)
· Unterschenkel, Füße wie eingegipst: *Bond, Gelb, PfadWillen*
Benommenheit: *Hüter, Juwel, Pfad*
· Müdigkeit, durch: *Hüter, Magnet*
· Schwindel, mit: *Moorfee, Pfad*
Berater, hilfreich für: *Weisheit*
Bergsteigen: *Medulla, Wiege*
· Absteigen, Knieschmerzen beim: Jung, *Knie*
· Aufsteigen, Kniebeschwerden beim: *Knie, Wiege*
· Atemnot, beim: *Medulla*
Berührung, sanfte, erzeugt Glücksgefühle: *Glück*
beschäftigt, unentwegt ohne Herz: *Herz, MP, Venus, Weisheit*
Beschneidung: *Venus, Zellalbe*
Besenreiser (s. Venen)
Besetzung: *Helper, Rad, Tier*
besitzergreifend: *Solar*
· übergriffig: *Hüter, Tier*
Besserwisserei: *Venus*
Bestrahlung (s. CT, E-Smog, Radioaktivität, Röntgen, Ultraschall)
Betäubungsmittel (Anästhetika), Folgen von: *Medulla, Moorfee* (s. auch Morphium)
Bettnässen: *Herz, Hüfte, Kelch, Strahl, Tier, Venus*
· Impffolge: *Moorfee*
· Wertschätzung, mangelnde: *Hüfte*
Beweglichkeit, eingeschränkt: *Befreiung*
· Gelenke: *Wiege*
· Wirbelsäule: *Hüter, Knie, Magnet, Wiege, Wurzel*
bewertend: *Pfad, Sirius*
Bewußtlosigkeit: *Herz, Medulla*
Bewußtsein(s): *Erwachen, Juwel*
· -begrenzung, führt aus: *Rad*
· -spaltung: *Helper, LachHerz*
Beziehungen
· Angst vor Bindung: *Bond*
· Auflösung, von: *Befreiung, Herz, Jacumbo, Pfad, Tier*
· Befreiung von vereinnehmenden: *Befreiung, Niere, Tier*
· Brüche, gehen in die: *Jacumbo*
· nach oben buckeln, nach unten treten: *Tier*
· Eltern, zu den heilen: *Herz, Venus*
· Opferrolle: *Tier*
· Partner nimmt die Luft: *Medulla, Niere*
· Probleme: *Herz, Kelch, Niere, Tier, Wurzel*
· unbefriedigt, weil das Weibliche unterdrückt wird: *Sirius*

· Unfähigkeit: *Befreiung, Fels, Glück, Herz, Niere*
Bienenstich: *Moorfee, Kerze*
Bildschirmarbeit: *E-Smog, Magnet*
Bindegewebsbrüche: *Jacumbo*
· -risse: *Knie*
· -schwäche: *Princess, Schulter*
bipolare Störung: *Jung*
Bisse (s. Tiere)
Blähungen: *Leber, Solar*
· Blähungskoliken bei Säuglingen: *Bauchwohl, Bond, Solar*
Blasenentzündung: *Kelch, Gelb, Moorfee, Regenbogen, Venus*
· Baden im See/Meer, nach: *Sirius*
· brennend: *Gelb*
· chronisch: *Wurzel*
· krampfartig: *Kelch*
· Schmerzen treiben zur Verzweiflung: *Helper*
· stechende Schmerzen in Harnröhre: *PfadWillen*
· streßbedingt: *Kelch*
Blasen an Füßen: *Schutz, Zelle*
Blässe, Gesicht: *Herz, Hüter, Strahl*
blauäugig, leichtgläubig: *Himmel*
blaue Füße, Lippen: *Herz*
Blockade, Essenzen wirken nicht:
· Heilsames fruchtet nicht: *Wunder*
· Impfstoffe: *Moorfee* (s. Impffolgen)
· Medikamentenbelastung: *Leber*
· Radioaktivität (s. dort)
Blut
· -andrang zum Kopf: *MP*
· -armut, Anämie: *Hüter, Leber, Waldfee, Zelle*
· Bluterkrankheit: *Hüter, Herz*
· -gefäße, erweitert: *Ball*
· -reinigend: *Himmel, Hüter, Klar, Leber, Milz*
· -transfusion: *Herz, Hüter, Leber, Tier, Zelle*
· -verdünnend: *Himmel, Hüter, Zelle*
· -vergiftung: *Hüter, Sunrise, Tier, Wunder*
Blutdruck, zu hoch: *Fels, Herz, Kerze, Medulla, MP, Papa, PfadWillen*
– leberbedingt: *Leber*
– Überessen durch: *Solar*
· zu niedrig: *Herz*
Blutung (s. Menstruation)
blutverdünnend: *Himmel*
Blutzuckerschwankungen: *Leber, Mango, Solar*
Bodenhaftung fehlt (s. Erdung)
Bodenlose, Gefühl ins zu stürzen: *Ball, Curry, Wunder*
Bodenreinigung (Erde): *Gelb*
Borderline Zustand: *Helper, Schnee*
Borreliose: *Leber, Moorfee, Wiege, Zelle* (s. auch Gelenke)
· Antibiotikabehandlung, nach: *Leber*
· Erythema migrans: *Moorfee, Zelle, Salbe nach Zeckenbiß*
· Gelenkschmerzen, mit: *Wiege*
Brandwunde: *Papa, Sonnenwohl, Zelle*
Brechreiz (s. Übelkeit)
Brennen
· Mund, im, wie von Peperoni: *Niem*

· Schmerzen, brennende: *Papa*
· Verbrennung, Verbrühung: *Papa, Zelle*
Bronchitis (s. Husten)
Bruch mit Gott: *Jacumbo, Kerze*
Brüche, allgemein: *Jacumbo, Wunder*
· Bindegewebe: *Jacumbo*
· Gefäße: *Jacumbo, Zelle*
· Gelenke: *Jacumbo, Princess*
· Hoden: *Jacumbo, MP, Zelle*
· Knochen: *Jacumbo, MP*
– Schmerzen bei Wetterwechsel: *MP*
· Leisten: *Jacumbo, Wurzel*
· Metallplatte, Nägel: *Princess, Zelle*
· Nabel: *Jacumbo, Solar*
· Rippen: *Princess*
· Wirbelsäule: *Jacumbo, Magnet*
· Zwerchfell: *Jacumbo, Solar*
Brust, Mamma: *Herz, Hüter, Mama*
· -bein, Stiche: *Gelb*
· Beklemmungsgefühl: *Herz, Pfad, Wiege*
· -entzündung: *Mama, Stillsalbe*
· -knoten: *Mama, Zelle*
· -korb, Druck unter den Rippen: *Princess*
· -krebs: *E-Smog, Herz, Leber, Mama, Solar, Strahl, Zelle*
· Säugling verweigert: *Mama*
· -schmerzen: *Mama*
· Schwellung, schmerzhaft: *Mama*
· -warzenentzündung: *Brustschutz*
· -wirbel: *Herz, Knie, Magnet*
Bulimie: *Herz, Leber, Mango, Solar, Tier*
Burnout: *Entspannung, Herz, Jung, Kelch, Schulter*
· lädt Batterien wieder auf: *Jung*
Busenstraffend: *Straffungssalbe*
Buxbaumzünslerbefall: *Niem*
Bypass, Prophylaxe: *Entspannung, Herz, Jung, Kelch, Leber, Schulter*
· Operation, nach: *Herz, Zelle, Zellsalbe*

C

Carcinose, Bezug zur: *Hüter, Zelle*
Chakren
· -ausgleich: *Curry*
· -reinigend: *Dream*
Chaos, Unordnung: *Auf, E-Smog, Helper, Jacumbo, Milz, Princess*
· Entrümpeln, hilfreich beim: *Curry, Waldfee*
· sieht keinen Weg aus dem: *Pfad*
Chemotherapie: *Herz, Kelch, Leber Magnet, Pfad, Zelle*
Chemtrails: *Jung, Regenbogen, Sirius, Sunrise*
· eiskalte Füße: *Regenbogen*
· Lithiumbelastung: *Jung*
· Schwermetallbelastung: *Dream, Sunrise*
Chlorwasser, Beschwerden durch: *Sirius, Sunrise*
· Sinusitis: *Sirius*
Cholera Prophylaxe bei belastetem Wasser: *Sunrise*
Cholesterinwert erhöht: *Herz, Hüter, Leber, Solar*
Chorsänger, kann sich nicht einfügen in Rhythmus: *Ball*
Chronische Müdigkeit (CF-Syndrom, s. Müdigkeit)

CO_2-Vergiftung: *Medulla*
Colitis ulcerosa: *Bonding, Erwachen, Milz*
Computer, Arbeit am:
· Augen angestrengt: *Augenwohl, Licht*
· Beschwerden durch: *E-Smog, Magnet*
· Spielsucht (s. dort)
Computertomographie, Schutz vor: *Auf, Magnet*

D

Dammriß: *Knie, Zelle*
– Prophylaxe: *Knie, Straffungssalbe*
Darm
· Ausstülpung (Divertikel): *Jacumbo, Leber, Solar, Wurzel, Zelle*
· -blutung, Impfung nach: *Moorfee*
· chron. Dickdarmentzündung (s. Colitis ulcerosa)
· -geräusche nach Überessen: *Glück* (s. Nahrungsmittelunverträglichk.)
· gurgeln: *Dream*
· -infekt, auch prophylaktisch: *Kelch, Solar, Sunrise*
· -koliken: *Bauchwohl, Bond, Leber, Solar*
· knotiges Gefühl oder Stellen (Tastbefund): *Klar, Zelle*
· Roemheld-Syndrom: *Herz, Solar*
· -schmerzen bei nächtl. Duchfall: *Kerze*
· Stechen, im: *Bond, Moorfee*
· zugeschnürt, wie gefesselt: *Befreiung*
Dauerstreß: *Herz, Kelch*
Daumengrundgelenk, Rheuma: *Amar, Bond, Hüfte, Hüter*
Daumenlutschen: *Mama*
DECT-Telefon: *E-Smog*
Degeneration, Zellen: *Zelle*
Dekubitus: *Zell, Zellsalbe spezial*
Demenz: *Herz, Juwel, Strahl*
Demütigung: *Herz, Hüfte, Wiege*
Demut, fehlende: *Knie, Wunder*
Denkmuster, festgefahrene: *Knie, Papa, Waldfee*
Depressionen: *Bond, E-Smog, Glück, Leber, Licht, Pfad, Princess, TränHerz*
· Arbeit, wegen unerledigter: *Medulla*
· Geburt, nach: *Mama*
· Glutenunverträglichkeit, durch: *Bond*
· Impfung, nach *(s. Impfung)*
· in dunkler Jahreszeit: *Licht*
· Narkose, nach: *Herz, Medulla*
· Radioaktivität, durch: *Magnet*
· Selbstmordneigung: *Rad, TränHerz*
· sexuellen Mißbrauchs, infolge: *Niere*
· Wechseljahre: *Jung, Regenbogen*
· wechselt mit Manie: *Jung*
Diät durchhalten, sinnvolle: *Solar, Tier*
Diabetes: *Leber, Magnet, Mango, Solar, Zelle*
Dialyse: *Curry, Hüter, Leber, Niere, Strahl, Zelle*
diktatorischen Menschen, leben unter: *Papa, TränHerz*

Dirigieren, Zuweisen: *Knie*
Disharmonie, übersensibel auf: *Auf*
· Sexualorgane: *Milz*
Divertikel: *Jacumbo, Leber, Solar, Wurzel, Zelle*
dogmatisch: *Befreiung, Jung, Milz* (s. auch Erziehung strikt)
dominierend: *Befreiung, Fels, Papa*
Dornwarzen: *Moorfee, Schutz, Wurzel, Zelle*
Down Syndrom: *Befreiung, Princess*
Dramaqueen: *Schnee*
Drehschwindel (s. Schwindel)
Drogenmißbrauch (s. Sucht)
Drohungen, erpreßt durch: *Schnee*
Druck
· braucht oder verträgt keinen: *Entspannung*
· Kehlkopf: *PfadWillen*
· Kopf, auf den, angstauslösend: *Ball, Pfad*
· psychischer: *Ball, Fels, Kelch, Leber, Helper*
Dummheit, gegen die kein Kraut gewachsen ist: *Venus*
Dunkelheit, Angst vor: *Herz*
· dunklem Anteil gehorsam sein: *Niere*
dünnhäutig: *Niere*
Durchbeißen, sich: *Fels*
Durchblutungsfördernd: *Fels, Gelb, Herz, Hüfte, Hüter, Leber, Solar, Zelle*
· Arme: *Herz*
· Becken: *Hüfte*
· Beine, Füße: *Bond, Schutz, Solar, Strahl, Wurzel*
· Beine, Füße mit großer Hitze und Schwere: *Gelb*
· Kopf: *Fels, MP*
· Sexualorgane, wegen verspannter: *MP*
· Verdauungsorgane: *Leber, Solar*
Durchfall: *Bauchwohl, Bond, Kelch, Kerze, Leber, Solar, Sunrise*
· Essen, zu viel oder unbekömmliches: *Leber, Solar, Sunrise*
· nachts mit Magenschmerzen: *Kerze*
· plötzlich, heftig: *Kerze*
· Prüfungsangst und Aufregung: *Solar*
· Reisen, auf: *Leber, Solar*
durchgeknallt: *Schnee*
Durchsetzungsvermögen, fördert: *Hüfte, Niere*
· zu heftig: *Fels*
· Kraft fehlt: *PfadWillen*
Durstlosigkeit abends: *Wiege*
duschen kalt, Abneigung: *Niere, Schnee*
Dyskalkulie: *Juwel, Princess*
Dysplasie des Hüftgelenks: *Hüfte, Magnet, Wurzel*

E

Egozentrisches Verhalten: *Balsam*
Eheprobleme: *Herz*
Ehrgeiz (s. Übereifer)
Ehrfurcht, fehlende: *Wunder*
Eierstock-, Eileiterzyste: *Glück, Venus, Zelle*
· Entfernung: *Milz*
Eifersucht: *Herz, Tier*
Eigensinn: *Ball*
Eigenwilligkeit: *Ball*

Eileiterschwangerschaft: *Kelch*
· -verklebung: *Glück, Kelch, Milz, Venus*
Einfügen, in Gruppe, Klasse, Gemeinschaft: *Ball*
eingeklemmte Körperteile: *Befreiung*
Einkoten: *Kelch, Tier*
Einnässen, nächtliches: *Herz, Hüfte, Kelch, Strahl, Tier*
Einsamkeitsgefühl: *Herz, TränHerz*
Einschläfern von Tieren, Alternative zum: *Herz, Rad*
Einschlafen (s. Schlafstörungen)
· Füße: *Solar, Wurzel*
· Hände: *Herz*
Einstiegsbehandlung
· Krankheiten, bei schweren: *Herz, Leber, Solar, Strahl*
· Menschen, für: *Herz*
· Tiere, für: *Tier*
Eisenmangelanämie: *Hüter, Leber, Zelle*
Eitelkeit: *Amar*
Eiterbildung: *Klar, Waldfee, Zelle*
Eizelle, tiefgefroren: *Schnee*
EKG, Folgen von: *E-Smog*
Ekzem: *Leber, Niem, Zelle, Zellsalbe*
· Stauungsekzem: *Himmel*
Elektrosmogbelastung: *E-Smog, Magnet*
Elephantiasis: *Himmel, Tier, Wiege*
Empfängnis, fördert (s. Unfruchtbarkeit): *Glück, Kelch, Magnet, Venus*
Endometriose: *Kelch, Venus, Zelle*
Endzeitstimmung: *Balsam*
Energiebahnen, neben Wirbelsäule: *Hüter*
Energie
· Ausgleich männlich und weiblich: *Erwachen, Glück, PfadWillen, Schutz, Wurzel*
· Besetzung, Schutz vor: *Balsam, Befreiung, Rad, Tier*
· -blockade im Becken: *Hüfte, Wurzel*
· Chakrenausgleich: *Curry*
· -fluß im Körper, aktiviert: *Magnet*
· kettende: *Befreiung*
· –mangel: *Auf, Jung, Magnet*
· Reinigung: *Dream, Rad*
Enge
· Engegefühl, chron.: *Befreiung, Bond, Herz, Klar, Pfad*
· Hals: *Auf, Bond, Klar, Strahl*
· Herz, akut (Angina pectoris): *Herz*
· Kopf: *Befreiung*
· Nasenwurzel, -septum: *Hüter, Juwel*
Entbehrung, Folgen von: *Pfad, Solar, Wiege*
Entgiftung (s. auch Vergiftung): *Herz, Himmel, Hüter, Kerze, Leber, Moorfee, Niem, Strahl, Sunrise, Tier*
· Farb- und Zusatzstoffe in Lebensmitteln: *Sunrise*
· Impftoxine: *Moorfee*
· Medikamente: *Sunrise*
· Nikotin etc.: *Hüter, Leber, Medulla*
· Pille: *Kelch, Sunrise, Venus*
Entrümpeln, fällt leichter: *Curry, Waldfee*
Entscheidungen fällen, fördert: *Curry, Gelb, Jung, Klar, Licht, Pfad, Solar, Strahl, Weisheit*

Entschlossenheit, fördert: *Milz*
Entspannend: *Entspannung, MP*
Enttäuschung: *Gelb, Herz, Pfad, Wiege*
Entwässerung: *Himmel, Wiege*
entwürdigt, fühlt sich: *Hüfte*
Entzug von (s. a. Sucht)
· Medikamenten u. Drogen: *Herz, Leber, Medulla, Solar, Sunrise, Tier*
Entzündung: *Kelch, Klar, Niem, Zelle*
Enuresis (nächtl. Einnässen): *Herz, Hüfte, Kelch, Strahl, Tier*
Epilepsie: *Herz, Juwel, Rad*
· Betäubungsmittelfolge: *Befreiung*
· Impffolge: *Herz, Juwel, Moorfee, Tier*
Epstein-Barr-Virus: *Klar, Milz*
· Impfung, nach: *Moorfee*
· Medikamentenfolge: *Sunrise*
· Quecksilberbelastung: *Dream, Sunrise*
Erbrechen: *Leber, Solar, Sunrise*
· Migräne, bei: *Juwel, Leber, Princess*
Erdung, fördert: *Curry, Dream, Gelb, E-Smog, Hüfte , Hüter, Milz, Rad, Regenbogen, Schutz, Wurzel*
Erektionsstörung: *MP*
Erfrierung: *Jung, Schnee*
Erguß, Paukenhöhle: *Schnee, Strahl*
Erkältung
· Hals, beginnend im: *Strahl*
· Infekt langwierig: *E-Smog, Kelch, Niem*
· kältebedingt: *Niere, Schnee*
· Mundgeruch, mit: *Leber*
· Nase, beginnend: *Juwel*
· streßbedingt: *E-Smog, Kelch*
Ernährung, ungesunde, Folgen: *Bauchwohl, Himmel, Hüfte, Leber, Sunrise*
Erniedrigung: *Hüfte, Tier, Wiege*
Ernst, zu: *Schnee*
Erschrecken, leicht: *Ball, Herz*
Erschütterung, seelisch: *Niere*
Erstarrung: *Befreiung, Knie, Trän-Herz, Jung, Waldfee, Wiege*
Ersticken, Angst in Arbeit zu: *Medulla*
· Erstickungsangst: *Medulla*
Ertrinken, beinahe: *Medulla*
Erwartungsspannung: *Befreiung, Bond, Entspannung, Helper, Solar, Wunder*
Erythema migrans (Wanderröte) nach Zeckenbiß oder Insektenstich: *Moorfee, Zelle, Salbe nach Zeckenbiß*
Erziehung, strikt, Kinder in ein Schema pressen: *Entspannung*
Eßstörungen: *Bond, Glück, Himmel, Herz, Hüfte, Kerze, Leber, Mama, Mango, Solar, Strahl, Tier*
· Essen und Trinken während der Arbeit: *MP*
· -verhalten, fördert bewußtes: *Hüfte*
· -zwang: *Solar, Tier*
· Frustessen: *Glück*
· Gefühl zu kurz zu kommen, ißt zuviel: *Kerze*
· Mutterproblematik durch: *Mama*
· Neigung zu viel zu essen: *Bond, Glück*
– aus Frust: *Glück*

· Wertschätzung, fördert: *Hüfte*
Extremitäten
· Beinlängen verschieden: *Hüfte, Magnet*
· Beweglichkeit eingeschränkt: *Befreiung, Knie, Wiege, Wurzel*
· Füße, blau: *Herz*
· Füße, kalt: *Niere, Regenbogen, Schnee, Solar, Strahl*
· Kribbeln: *Magnet, Zelle*
exzentrisch: *Princess, Schnee*

F

Fähigkeiten, übersinnliche akzeptieren: *Ball*
Fallen, Gefühl ins Bodenlose zu: *Ball, Curry, Wunder*
Falten: *Entspannende Gesichtscreme, Jung, Straffungssalbe, Zelle, Zellsalbe*
Familie, fördert Harmonie in der: *Harmonie Spray, Herz, Mama, Papa, Schutz*
· Abneigung gegen Familienmitglieder: *Herz*
· Friedensstifter: *Herz*
· Rivalität: *Herz, Leber, Tier*
· Schwiegereltern, -kinder Probleme: *Herz*
Farbenblindheit: *Licht*
Fasten, Unterstützung beim: *Auf, Herz, Leber, Solar, Strahl*
· Batterien lädt auf danach: *Jung*
· Kraft, gibt beim: *Magnet*
Fehlsichtigkeit (s. Augen)
Feinfühligkeit, akzeptieren: *Ball*
Feinmotorik, fördert: *Entspannung, Schutz*
Feinstaubbelastung der Lunge: *Medulla*
Fernseh-, Handysucht (s. Sucht)
Fersensporn: *Schutz, Zelle*
Festhalten an alten Denkmustern verursacht Starre: *Entspannung, E-Smog, Knie, Papa*
Fettleibigkeit (s. Adipositas)
Fieber: *Kelch*
· -anfälle in Wellen: *Sunrise*
finanzielle Sorgen (s. Angst zu verarmen): *Bond, LachHerz, Princess*
Finger
· -gelenke geschwollen: *Niere, Wiege*
· -gelenke geprellt: *Knie, Princess*
· -nagel, ab-, eingerissen: *Wurzel, Zelle*
· -nägel kauen: *Mama, Schutz*
· Schmerzen: *Milz, Wiege*
· Schnappfinger: *Kerze, Rad*
Fissuren: *Knie, Leber, Straffungssalbe, Zelle*
Fisteln: *Waldfee, Zelle*
Flecken, hektische rote
· Gesicht: *Herz*
· Hals: *Strahl*
Flohbefall: *Moorfee, Niem*
Flüchtigkeitsfehler: *Schutz, Strahl*
Flugangst: *Auf, Herz, Juwel, Solar*
· panisch: *Helper*
Fluortabletten, Folgen: *Pfad, Zelle*
· -Fontanellenschluß zu früh: *Pfad*
Föhnkopfschmerzen: *Wiege*
Fokussierung: *Erwachen, Gelb*
Folter, Folgen von: *Leber, Tier*

Fontanellenschluß gestört: *Pfad*
Frau akzeptiert ihre Weiblichkeit (s. Geschlecht): *Mango, Venus*
Fremd
· -besetzung: *Balsam, Helper, Tier*
· -blut, Reinigung: *Hüter, Tier*
· -einfluß, standfest bleiben, bei: *Balsam, Rad, Wurzel*
· -energie: *Befreiung*
· -körper: *Erwachen*
Frieden stiften in der Familie: *Herz*
Frieren: *Bond, Niere, Regenbogen, Schnee, Solar, Strahl*
· Wellen, in, bei Durchfall: *Sunrise*
Fröhlichkeit: *Glück, Waldfee*
Frostschäden: *Jung, Schnee*
Frozen Shoulder: *Schulter*
Frühgeborene, Lunge unausgereift: *Herz, Knie, Medulla*
· schwach: *Auf*
Frühjahrsmüdigkeit: *Auf, Magnet, Leber, Solar*
Fruktoseintoleranz: *Licht*
FSME, Schutz vor: *Moorfee, Tier*
Fuchsbandwurm, Prophylaxe: *Leber, Moorfee*
Fußballspielen (s. auch Golf): *Kelch, Magnet*
Fußbodenleger, Kniearthrose: *Magnet, Wiege*
Füße, Beschwerden allgem.: *Schutz*
· Blasen, wundgelaufen: *Zelle*
· blau: *Herz*
· brennen, Sohlen: *Niem, Papa, Regenbogen*
· eingegipst, wie: *Bond, Gelb, Pfad-Willen*
· geschwollen, Ödeme: *Himmel, Wiege*
· – Hitze, bei: *Bond, Solar*
· heiß: *Bond, Gelb*
· jucken: *Dream*
· kalt: *Bond, Niere, Regenbogen, Solar, Wurzel*
· Plattfüße: *Licht*
· Rist, schmerzhaft: *Licht, Waldfee*
· Schiefstellung: *Magnet*
· Senkfüße: *Licht*
· Taubheit nach Bruch: *Jacumbo, Zelle*
– nach Impfung: *Moorfee*
Fußgelenke
· gefesselt, wie: *Befreiung*
· geschwollen: *Himmel, Wiege*
· Kapselriß: *Knie, Princess*
· rheumatische Schmerzen: *Hüter, Schutz, Wiege*
· Schwäche: *Princess*
· Verstauchung: *Princess*
Fußpilz: *Niem, Weisheit, Zelle*

G

Galle(n)
· -fluß fördert: *Glück, Leber*
· -kolik: *Leber, Solar, Venus*
· -steine: *Herz, Leber, Solar*
Gebärmutter: *Glück, Kelch, Mama*
· Blutungen, reichlich: *Kelch*
· Endometriose: *Kelch, Venus, Zelle*
· Entfernung: *Kelch, Milz, Venus, Zelle*
· -halskrebs: *Venus, Zelle*
-impfung, Folgen: *Moorfee, Venus*

· Kupferspirale, Folgen: *Princess*
· Myom, Polyp: *Kelch, Venus, Zelle*
· Schmerzen: *Kelch, Mama, Venus*
– Periode, während: *Kelch, Venus*
· unfruchtbar: *Herz, Kelch, Venus*
– Polioimpfung, nach: *Magnet, Moorfee*
· -verletzung: *Princess, Zelle*
· -vorfall: *Erwachen, Mama*
· -zyste: *Glück, Kelch, Venus, Waldfee, Zelle*

Geben fällt schwer: *Kerze*

Geburt(s):
Entspannung, Herz, Kelch, Leber, Magnet, Solar, Rad; Stillsalbe
· Angst vor der: *Herz, Solar, Rad*
· Atemprobleme, nach Narkotika: *Medulla*
· Beckenbodenschwäche: *Erwachen, Hüfte, Wurzel*
· Dammriß, Schutz: *Knie, Straffungssalbe*
· entkrampfend in Austreibungsphase: *Entspannung, Kelch*
· Hausgeburt, Mut: *Herz, Pfad, Solar*
· Herzschlag unregelmäßig: *Herz*
· Kaiserschnitt (für Mutter u. Kind): *Rad*
-narbe: *Rad (Salbe)*
· -kanal verletzt: *Venus*
· Schock: *Herz, Traumafee*
· Komplikationen: *Herz, Rad*
· Lage ungünstig: *Kelch, Magnet*
· Lippen blau: *Herz*
· Krampfadern (s.dort)
· Mutterbänder rigid: *Entspannung, Mama*
– schwach: *Erwachen, Mama*
· Mutter-Kind-Beziehung gestört: *Bond, Herz, Mama, Solar*
· Nabelschnur um Hals: *Medulla, Rad, Strahl*
· Nachwehen schmerzhaft: *Mama, Stillsalbe*
· PDA: *Medulla, Moorfee, Rad, Wurzel*
· Rückbildung des Uterus: *Mama, Stillsalbe*
· Rückenschmerzen: *Magnet*
· Saugglocke, mit: *Pfad, Princess*
· schmerzlindernd bei Wehen: *Balsam, Kelch, Magnet, Sunrise*
· Schock: *Herz, Traumafee*
· Schürfwunden: *Venus*
· Silbernitrat-Tropfen in die Augen des Babys: *Rad, Licht*
· Steißbeinverletzung: *Magnet, Rad, Wurzel*
· traumatisch: *Herz, Kelch, Pfad, Princess, Rad, Traumafee*
· Ultraschall, Folgen: *Magnet*
· Verletzung des Babys (s. Verletzung): *Traumafee*
· Vertrauen, blindes in Technik: *E-Smog*
· Vorbereitung: *Entspannung, Venus*
· wehenfördernd: *Kelch, Magnet*
· Wehen schmerzhaft: *Balsam, Kelch*
– zu kurze Abstände: *Sunrise*
– Preßwehen keine: *Kelch, Wurzel*
-schreiber, Folgen von: *E-Smog*
– wohltuend, bei den: *Kelch*

· Wunden: *Princess, Venus, Traumafee*
– Schürfwunden: *Venus*
· Zangengeburt: *Pfad, Princess, Rad*

Geburtstagsessenz, eingenommen am, erfüllt Herzenswunsch: *Herz*
Gedächtnisschwäche: *Juwel, Strahl*
Gedanken
· -karussell: *Balsam, E-Smog, Helper*
· festgefahren: *Entspannung, Kerze*
· negativ: *Glück, Leber, Tier*
· verdreht: *Schulter*
· vergiftet: *Leber*
· wirr: *E-Smog, Klar*
Geduld: *Curry, Gelb, Sirius*
· Verständnis, durch: *Gelb*
Gefäße erweitert (s. Aneurisma)
Gefühl(e)
· abgestumpft: *Auf*
· akzeptieren, des anderen: *Curry*
· Befreit von einengenden: *Befreiung, Hüter, Waldfee*
· durchgebrochen, wie: *Jacumbo*
· echten, sich seinen stellen: *Curry, Sunrise*
· eingefroren: *Auf, Schnee*
· gefesselt wie, festgefahren: *Befreiung*
· gefühllos, hält sich für: *Curry, PfadWillen*
· Haßgefühle: *Leber, Niere, Tier*
· Stagnation, nicht weiter wachsen wollen: *Knie*
· traumatisiert: *Mango, Niere, Traumafee*
· unterdrückt: *Auf, Tier, Wiege*
· Wechselbad der Gefühle: *Sunrise*
Gegensätze, Überwinden der: *Hüter*
Gefühllosigkeit: *Curry, PfadWillen*
Gehen, traut sich nicht weiter zu: *Jung, Schutz*

Gehirn
· Austausch zwischen beiden Hälften über die Brücke, fördert: *Juwel*
· Durchblutung, verbessert: *Fels, Juwel, MP, Pfad, Strahl*
· entspannend: *Entspannung*
· Entzündung: *Pfad, Zelle*
· Erschütterung: *Juwel, Licht, Magnet, Princess*
· Gehirnhälfte, nur eine genutzt: *Juwel*
– rechte: *Himmel*
– linke: *Befreiung*
· Impfschäden (s. dort): *Juwel, Moorfee, Princess, Strahl, Tier, Zelle*
· Medulla oblongata: *Medulla*
· Ödeme: *Princess, Wiege*
· reinigt: *Erwachen, Klar*
· Schlaganfall (Blutung, Infarkt): *Ball, Juwel, Licht, Princess, Schutz, Strahl, Zelle*
· Sehzentrum: *Augenwohl, Licht*
· Sprachzentrum: *Strahl*
· Stammhirn: *Medulla*
· unstrukturiert: *Curry, Princess*
· vernebelt: *Erwachen, Medulla*
· Vorderhirn: *Papa*
· Wolke, in verpackt: *MP*
· Zirbeldrüse: *Erwachen, Moorfee*

Gehörsinn, stärkt: *Niere*
Geistererscheinungen, Spuk: *Rad*
geistige Arbeit zu viel, Leistungsabfall: *Herz, MP, Pfad, Strahl*
Gelassenheit: *Gelb, Sirius, Solar*
Gelbsucht, Ikterus: *Leber*
geizig: *Kerze*
Gelenk(e): *Befreiung, Hüter, Jung, Knie, Magnet, Princess, Schulter, Wiege*
· Abnutzung: *Knie, Magnet, Wiege, Zelle*
– Kniegelenk: *Knie*
– Schultergelenk: *Knie, Schulter*
· Arthrose: *Jung, Klar, Knie, Magnet, Wiege, Zelle*
– Hüftgelenke: *Hüfte*
– Kniegelenke: *Jung, Knie, Wiege*
– Fußbodenlegern, bei: Magnet, *Wiege*
· ausgekugelt: *Knie, Princess, Schulter*
· Entzündung: *Princess, Wiege*
– Nahrungsmittelunverträglichkeit, durch: *Leber, Licht*
· Fingergelenk (s. Finger)
· Fußgelenk (s. Füße)
· Handgelenk (s. Hand)
· Hüfte: *Hüfte, Knie, Magnet, Wurzel*
· Hüftgelenksdysplasie, -luxation: *Hüfte, Magnet, Wurzel*
· -operation, Schmerzen nach: *Balsam, Leber, Magnet, Princess, Wiege*
· Kalkablagerung: *Kerze, Schulter*
· Kälte verschlechtert: *Jung, Schnee*
· Kapselriß: *Knie, Princess*
· Kiefergelenk, Verspannung im: *Entspannung, Magnet, Strahl, Tier*
· Krachen der: *Magnet, Wiege*
· Prellung: *Knie, Princess*
· Rheuma (s. dort): *Himmel, Hüter, Magnet, Sunrise, Wiege*
· Schlottergelenk: *Knie, Princess, Schulter*
· Schnee, empfindlich auf: *Juwel, Wiege*
· Schnappfinger: *Kelch, Kerze, Rad*
· Schulter: *Knie, Schulter, Zelle*
· Schwellung, ödematös: *Himmel, Wiege*
· stechende Knie- und WS-Schmerzen beim Abwärtsgehen: *Jung*
· Steifheit: *Befreiung, Jung, Wiege*
· Überanstrengung: *Magnet, Wiege*
· Verdrehung, Verrenkung: *Knie, Princess, Schulter*
· Verkalkung: *Kerze, Schulter*
· Verletzung: *Mango, Princess, Traumafee, Zelle*
Geliebten, Nervenkrieg mit: *Herz*
Genesung, unterstützt: *Auf, Magnet*
Genicksteifigkeit: *Leber, Magnet, Wiege*
Genitalpilz: *Niem, Weisheit, Wunder, Zelle*
Geräuschempfindlichkeit: *Bond, E-Smog, PfadWillen, Schnee*
Geruch(s) wie verbrannt: *PfadWillen*
· -sinn, verloren: *Dream, PfadWillen, Niere*
· -empfindlichkeit: *PfadWillen, Schnee*

Gesäuge: *Mama*
Geschlecht, eigenes ablehnen: *Glück, Mango*
Geschwür: *Klar, Zelle*
Gesicht
· Anspannung: *Entspannung, Entspannende Gesichtscreme, Herz, Magnet, Strahl, Tier*
· blaß: *Herz, Strahl*
· bläuliche Röte: *Herz*
· Falten: *Straffungssalbe, Zelle*
· Flecken, hektische rote: *Herz*
· gelblich: *Leber*
· Hitze: *Bond, Niem, Solar*
· Lähmung: *Magnet, Strahl, Waldfee*
· Pflege: *Entspannende Gesichtscreme,*
Herz, Zellsalbe
· Schmerzen: *Balslam, Kerze, Leber, Waldfee*
· Schweiß: *Niem*
Gespenstern, Angst vor: *Herz, Rad*
Gespräche, Überreizung durch zu viele: *Helper*
· vernünftige nicht möglich: *Schnee*
gestört, fühlt sich leicht: *Bond*
Gestose: *Hüter, Leber*
Gesundheit, glaubt kaufen zu können: *LachHerz*
Getriebensein: *Entspannung, E-Smog, MP, Tier*
Gewaltdelikte: *Princess, Tier*
Geweberiß: *Knie, Straffungssalbe*
Gewohnheiten
· Befreiung von kräftezehrenden: *Tier*
· Schutz vor negativen: *Balsam*
Gicht: *Niere, Wiege, Wurzel*
· Knoten, Finger: *Klar, Wiege, Zelle*
Gier: *Kerze, Solar*
· geben nur vor, was zu geben: *Kerze*
Glauben, stärkt den: *Auf, Bonding, Erwachen, Kerze, Himmel, Knie, Niem, Pfad, Regenbogen, Strahl*
Glaubenssätze, Befreiung von falschen: *Befreiung, E-Smog*
Glaukom (Grüner Star): *Gelb, Herz, Himmel, Klar, Licht*
Gleichgewichtsstörungen: *Juwel*
Gliederschmerzen
· nächtliche: *E-Smog*
– Kindern, bei (s. Wachstums schmerzen)
· Wetterwechsel, bei: *Wiege*
Glück, übermäßiges verträgt nicht: *Glück*
Glutenunverträglichkeit: *Auf, Bauchwohl, Bonding, Hüfte, Juwel*
Golfspielen, fördert
· Beweglichkeit: *Wiege*
· Treffsicherheit: *Kelch*
Grauer Star (s. Augen)
Grenzen, setzen: *Ball, Hüfte, Niere*
· -losigkeit erfahren: *Befreiung, Hüter*
Grippe
· Impffolgen: *Herz, Kelch, Moorfee*
· Prophylaxe: *Herz, Kelch, Leber*
Groll: *Auf, Klar, Pfad*
· gegen sich selber: *Pfad*
Gruppe, kann sich nicht einfügen in: *Ball*

Grüner Star (s. Augen, Glaukom)
Grübeln, verursacht Schlaflosigkeit: *Princess*
Gürtelrose: *Kerze, Leber, Zelle*
· Ärger steckt dahinter: *Leber*
– wird nicht nach außen gezeigt: *Tier*

H

Haar(e)
· -ausfall, auch kreisrund, Glatze: *Wurzel, Zelle*
· Ergrauung vorzeitig: *Jung*
· Spliss: *Zelle*
· Wachstum, verbessert: *Zelle*
· -wuchs, an unerwünschten Stellen: *Zelle*
Haarlingsbefall bei Tieren: *Moorfee, Niem*
hadern mit dem Schicksal: *Ball*
Hänselei, Schutz vor: *Leber, Tier, Schutz*
Hallux valgus: *Magnet, Mango*
· infolge Impfung: *Moorfee*
Hals
· Druck: *PfadWillen*
· Engegefühl: *Befreiung, Bond, Helper, Klar, Strahl*
· Kloßgefühl: *Klar, Strahl, Wunder*
· Kratzen: *Befreiung, Milz*
· Kribbeln vor Infekt: *Klar*
· Schiefstellung: *Strahl, Waldfee*
· Schmerzen: *Strahl*
· Stiche: *Milz*
· Verspannungen: *Leber, Strahl*
· Wundheit: *Helper*
· zugeschnürt: *Befreiung*
Halsschlagader, Verengung, Stenose: *Fels, Leber, Zelle*
Hämorrhoiden: *Ball, Erwachen, Leber, Princess, Straffungssalbe, Venensalbe, Venus, Wurzel*
Hamsterrad, wie im: *Rad*
Hand, Einschlafen der: *Herz*
· -gelenke, rheumat. Schmerzen: *Hüter, Wiege*
· schwitzig: *Befreiung, Zelle*
Handeln, fördert instinktives: *Milz, Pfad, Tier*
Handschrift, verschönert: *Entspannung, Schutz*
Handystrahlen, Schutz vor: *E-Smog*
harmonisierend: *Herz, MP*
Harndrang plötzlich: *Gelb*
Harnröhre, stechen: *PfadWillen*
Hartherzigkeit: *Fels*
Hashimoto, Morbus: *Befreiung, Moorfee, Strahl, Wunder*
Haßgefühle: *Leber, Niere, Tier*
Häßlich, findet sich: *Amar*
Hausgeburt, Mut zur: *Herz, Pfad, Solar*
Haut: *Zelle*
· Altersflecken: *Sonnewohl*
· Berührung, sanfte, erzeugt Glücksgefühle: *Glück*
· dünnhäutig: *Niere*
· Falten: *Entspannung. Entspannende Gesichtscreme, Jung, Straffungssalbe, Zelle*
· gelblich verfärbt: *Leber*

· hektische rote Flecken: *Herz*
· Kalkablagerungen: *Schulter*
· Pflege: *Zelle, Zellsalbe*
· Pilz: *Weisheit, Wunder, Zelle*
· Risse: *Knie, Leber, Straffungssalbe, Zelle*
· Unreinheiten: *Zelle*
Hautausschlag, Ekzem: *Leber, Sirius, Solar, Zelle*
– Scheitel, am, Milchschorf: *Pfad*
– Sonne, durch: *Solar, Sonnewohl*
– Wasser, Leitungs-, See-, Fluß-: *Sirius*
– mit Düngemitteln kontaminiert: *Sirius*
– Weichspüler, Waschmittel: *Sirius, Sunrise*
· Juckreiz (s. dort)
Heilung, Angst vor: *Solar, Zelle*
· Widerstand gegen: *Amar, Wunder*
Heimweh: *Mama, Pfad*
Heiserkeit: *Strahl, Wunder*
Heißhunger: *Solar*
· allein, wenn: *Bonding*
· Getreideprodukte, auf: *Bond*
· Schilddrüsenüberfunktion, bei: *Strahl*
· Süßes, auf: *Mango*
Hektik: *Herz, Kelch, Strahl, Tier*
Helfersyndrom: *Hüter, Licht*
Hellsichtigkeit, Akzeptieren seiner: *Ball*
Hepatitis: *Leber*
Herausforderungen annehmen: *Herz, Kerze, Solar*
Herd, Zahn vereitert: *Waldfee, Wurzel, Zelle*
Hernie (s. Bruch)
Herpes: *Entspannung, Klar, Leber, Venus, Zelle*
· Lippen-: *Klar, Lippenbalsam*
· Schwimmen, nach: *Sirius*
herrisch: *Befreiung, Fels, Papa*
Herz, allgemein: *Auf, Erwachen, Fels, Herz, Licht, MP, Pfad, LachHerz, TränHerz, Weisheit, Wiege*
· öffnet Herz für Neuanfang am Geburtstag: *Herz*
· akute Herzbeschwerden: *Herz*
· Aortenklappe undicht: *MP*
· Arbeit, zu viel: *Erwachen*
· Beklemmung: *Befreiung, Herz*
· Blähungen drücken aufs: *Herz, Solar*
· blockiert durch Impftoxine: *Moorfee* (s. Impfschädigung)
· brennen: *Herz, Papa, Weisheit*
· Bypass: *Herz*
· Coronarien verengt (s. -kranzgefäße)
· Druckgefühl: *Papa, Pfad, Wiege*
· Durchblutungsstörungen: *Herz, Hüter, Zelle*
· eingefroren: *Schnee*
· eingeschnürt: *Befreiung, Bond*
· Enge (Angina pectoris): *Auf, Herz, Zelle*
-gefühl: *Bond*
· Exitus Herzrasen: *Herz, Leber*
· Fehler: *Herz, Pfad*
· finanzielle Sorgen, Beschwerden durch: *LachHerz, Princess*

· Flattern: *Herz, LachHerz, TränHerz*
· gebrochen, wie: *Jacumbo*
· hören auf sein Herz, Schwierigkeiten: *Pfad, Venus, Weisheit*
· Impfschädigung: *Herz, Moorfee (Salbe), Wiege*
· Infarkt: *Herz, Zelle*
-prophylaxe: *Herz*
· Klappen undicht: *MP*
· Klopfen: *Herz, TränHerz*
· Kontakt, fehlt zum eigenen: *Venus, Weisheit*
· -kranzgefäße (Koronarien) verengt: *Auf, Herz, Zelle*
· -krankheit, geschwächt durch: *Auf*
· -krankheit schenkt Herzenswärme: *MP*
· Loch im Herzen: *Fels, Herz, Pfad*
· -muskelverdickung: *Fels*
· -muskelentzündung: *Herz, LachHerz, MP, Zelle*
· nimmt sich alles sehr zu: *Herz, Princess*
· -rasen: *Herz, MP*
· -rhythmusstörungen: *E-Smog, Herz, LachHerz, Magnet, MP, TränHerz*
· -schmerzen (s. Herz allgemein)
· -schlag zu langsam, Wechsel von langsam zu schnell: *MP*
· -schrittmacher: *E-Smog, Herz, LachHerz., Magnet*
· -schwäche, angeboren: *Herz, Pfad*
· Stärkung (s. Herz allgemein)
· -stiche mit Atemnot: *Medulla, Moorfee, Niem*
– feine: *Herz, Moorfee*
– messerartige: *Weisheit, LachHerz*
· Unruhe: *E-Smog, Herz, Moorfee*
· Vergrößerung, Sportlerherz: *Herz*
· verhärmt: *Papa*
· Verhärtung: *Fels*
· Verletzung, seelische: *Herz, Kerze, Traumafee, Wiege, Weisheit*
· verrückt, wie verschoben: *Papa*
· versteinert, wie: *Fels, Papa*
· -wand verdickt: *Fels*
· Weisheit des Herzens, stärkt: *Weisheit*
· zerrissen, wie: *Knie, Niem*
· Zittern: *E-Smog*

heuchelt dankbare Ehrfurcht: *Wunder*
Heuschnupfen: *Amar, Auf, Befreiung, Dream, Gelb, Glück, Jung, Juwel, Leber, Licht, Moorfee, Niem, Rad, Tier, TränHerz*
· Augen tränen: *Auf, Befreiung, Juwel, Licht, TränHerz, Zelle*
Hexenschuß: *Hüter, Magnet, Regenbogen, Waldfee, Weisheit, Wurzel*
Hilfe, lehnt ab: *Entspannung*
Hilflosigkeit: *Mama, Helper*
Histaminallergie: *Juwel, Licht*
Hitze, Beschwerden durch Hitze und Sonne: *Bond, Herz, Solar, Sonnenwohl, Sunrise*
· brennende: *Papa*
· erzeugt sie oder gleicht sie aus: *Gelb*
· Füße: *Bond, Gelb*

– Kribbeln unter starkem Frieren: *Bond*
· -stau: *Bond*
· -wallungen im Klimakterium (s. Wechseljahrsbeschwerden)
· Gesicht: *Niem*
· Verfrorenheit oder Hitzegefühl: *Gelb*
Hochleistungssportler: *Magnet, Medulla*
Hoden: *Kelch, Wunder*
· Bruch: *Jacumbo*
· Schmerzen: *Wunder*
Hodgkin, Mb: *Milz*
Hochsteigen, Atemnot beim: *Medulla*
Hochspannungsleitung, Leben unter, Schutz: *E-Smog*
Hoffnung, gibt: *Auf, Glück, Kelch, Pfad, TränHerz, Regenbogen*
Höhe
· Angst vor: *Auf, Herz, Juwel, Solar*
· Atemnot: *Medulla*
Hohlkreuz: *Hüter, Magnet, Solar*
homöopathische Mittel, mildert Überreaktion auf: *Herz*
Hornhaut (s. Augen)
Hören, will nicht: *Himmel, Schnee, Strahl*
Hörigkeit: *Curry, PfadWillen, Tier*
Hörschwäche: *Dream, Himmel, Klar, Schnee, Strahl*
· altersbedingt: *Jung*
· -sturz: *E-Smog, Herz, Strahl*
Hospitalismus: *Herz, Klar, Mama*
Hüftgelenke: *Hüfte*
· Arthrose: *Hüfte, Jung, Magnet, Zelle*
· Dysplasie, Luxation: *Hüfte, Magnet, Wurzel*
· Operation, vor: *Hüfte, Zellsalbe*
– nach Einsetzen eines künstlichen Gelenks: *Balsam, Hüfte, Leber, Magnet, Princess, Wiege, Wurzel, Zelle*
Hühner-, Trichterbrust: *Herz, Magnet*
Hunderassen
· überzüchtete, Herzfehler: *Herz, Tier, TränHerz*
· trauriges Aussehen: *TränHerz*
Husten, Bronchitis: *Herz, Kelch, Medulla, MP, Niem, Strahl, Wunder*
· Auswurf festsitzend: *Wunder*
· chronisch: *Medulla, Wunder*
· Erstickungsanfall: *Medulla*
· Keuchhusten: *Herz, Medulla*
· Kummer, durch: *Herz*
· Pseudokrupp: *Herz, Strahl*
· Radioaktivität, infolge: *Medulla, Wunder*
· Reiz im Hals: *Jung, Strahl, Wunder*
· Schutz vor: *Kelch*
· spastisch: *Herz, Medulla, Strahl*
· ticartig: *Tier*
HWS (Halswirbel)-syndrom: *Magnet, Strahl*
hypersensibel/ allergisch auf:
· Chemikalien: *Sunrise*
· Elektrosmog: *E-Smog*
· Nahrungsmittel: *Auf, Bond, Juwel, Licht*
– impfbedingt: *Moorfee* (s. Impfen)
· Tierhaare: *Tier*
Hyper-, Hypotonie (s. Blutdruck)
Hysterie: *Helper, Schnee*

I

Identität bewahren:
Entspannung, Niere
· auf das Geschlecht bezogen: *Mango*

idiotische Anordnungen geben:
Venus

Immunsystem geschwächt: *Auf, E-Smog, Herz, Kelch, Leber, Milz, Moorfee, Niem, Tier*
· durch Medikamente: *Leber, Sunrise*
· Streß, Überanstrengung: *Kelch*

Impffolgen allgemein: *Moorfee*
im Speziellen:
Auf, Ball, Befreiung, Curry, Entspannung, Erwachen, Herz, Himmel, Juwel, Kelch, Kerze, Leber, Magnet, Mango, Medulla, Milz, Moorfee, Pfad, Niem, Rad, Sirius, Sunrise, Strahl, Tier, Venus, Wiege, Waldfee, Zelle
(weiter s. einzelne Impfstoffe)
· Abwehrschwäche: *Auf, Befreiung, Herz, Kelch, Moorfee, Niem, Tier*
· Alzheimer: *Juwel, Strahl*
· Allergien auf Nahrungsmittel: *Auf, Bond, Licht*
· anaphylaktischer Schock: *Herz, Moorfee, Leber*
· Angst: *Herz, Jung*
· Arthritis: *Wiege*
· Asthma: *Herz, Licht, Moorfee, Pfad, Tier*
· Autismus: *Herz, Moorfee, Pfad, Tier, Wiege*
· Blockaden: *Befreiung, Juwel, Moorfee, Tier, Venus, Zelle*
· Depressionen: *Jung, Leber, Licht, Pfad, Wiege*
· Diabetes: *Mango*
· Epilepsie: *Herz, Juwel, Moorfee, Tier*
· Erbrechen: *Leber, Sunrise*
· Gebärmutterhalskrebs: *Venus*
· Gehirnschädigung: *Erwachen, Herz, Juwel, Moorfee, Rad, Zelle*
· Gelenkrheuma: *Himmel, Wiege*
· Gleichgewichtsstörungen: *Juwel, Moorfee*
· Herzschädigung: *Herz, Wiege*
· Heuschnupfen (s. dort)
· Immunsystem (s. Abwehrschwäche)
· Konvulsionen, Krämpfe: *Herz, Juwel, Moorfee*
· Lungenschwäche: *Herz, Kelch*
· Lähmung: *Magnet, Waldfee*
· Luftnot: *Medulla, Moorfee*
· Mittelohrentzündung: *Schnee, Strahl*
· Muskelrheuma: *Wiege*
· Nierenentzündung: *Niere, Sirius, Strahl*
· Schwerhörigkeit: *Himmel, Jung*
· Schwindel: *Himmel, Juwel, Moorfee*
· Tierfaden zum Wunden vernähen, Allergie auf: *Erwachen*
· Zuckungen, unwillkürliche: *Entspannung*

· **Impffolgen einzelner Impfstoffe allgemein:** *Moorfee*
– BCG: *Ball, Herz, Kelch, Moorfee*
– FSME: *Ball, Magnet, Moorfee, Strahl*

– Gebärmutterhalskrebs: *Venus*
– genmanipuliert: *Schulter*
– Grippe: *Herz, Kelch*
– Hepatitis: *Leber, Schulter*
– Keuchhusten: *Herz, Kelch, Medulla, Moorfee*
– Masern: *Herz, Juwel, Princess, Rad, Zelle*
– Mumps: *Niem, Wunder*
– Pocken: *Curry*
– Polio: *Herz, Magnet, Medulla, Strahl, Tier, Waldfee*
– Röteln: *Wiege*
– Tetanus: *Juwel, Magnet, Tier, Strahl*
· **Selbsttestung auf Impfbelastung:** *Moorfee Salbe*

Implantat, Zähne: *Wurzel, Zelle*
Improvisation fördert: *Entspannung, Erwachen*
Infarkt (s. auch Gehirn)
· Auge: *Licht, Zelle*
· Herz: *Herz, Zelle*
Infekt
· -anfälligkeit: *Auf, E-Smog, Herz, Kelch, Klar, Leber, Moorfee, Niem, Niere*
· langwierig: *Auf, E-Smog*
· Nebenhöhlen: *Juwel, Kelch, Leber*
Inkontinenz: *Erwachen*
Insekten
· Schutz vor: *Moorfee, Niem*
· -stiche/-bisse, Folgen: *Moorfee, Zelle, Salbe nach Zeckenbiß*

Instinkt, schärfen: *Tier, Rad*
Intellekt, Überbewertung des: *Ball, Pfad, Venus*
Intelligenz ohne Herz und Verstand: *Venus*
· Intelligentes Denken, fördert: *Venus*
Intuition, stärkt Vertrauen in: *Erwachen, Niere, Tier*
Ischias:
Magnet, Medulla, Hüter, Weisheit, Wurzel
· Beschwerden in Wellen: *Sunrise*

J

Jetlag: *Magnet*
Juckreiz: *Dream, Leber, Sunrise, Tier, Wunder, Zelle*
· Anfälle in Wellen: *Sunrise*
· blutig kratzen: *Himmel*
· Henna, Haarfärbemittel: *Himmel*
· Impfen, durch: *Moorfee, Sirius*
· Kopf: *Himmel*
· Medikamente, durch: *Sirius, Sunrise*
· qualvoll: *Leber, Zelle*
· schmerzhaft: *Leber, Wunder*
· Schweiß, durch: *Solar, Sunrise*
· Schwermetallvergiftung, bes. juckende Füße: *Dream, Sunrise*
· tierisch, unerträglich, kratzt sich wund: *Tier*

K

Kaffee löst Beinkrämpfe aus: *Mango*
Kalkablagerungen: *Fels, Kerze, Papa, Schulter*
· Schulter: *Kerze, Knie, Schulter*
Kaiserschnitt: *Herz, Leber, Rad, Zelle*
· Angst, vor: *Herz, Rad*
· Bonding fehlt: *Bond*
-narbe: *Rad, Zellsalbe*
kalte Füße:
Gelb, Niere, Regenbogen, Schnee, Solar, Wurzel
– wie von Eisnadeln: *Regenbogen*
Kälte
· -allergie, -urticaria: *Schnee*
· -empfindlich: *Niere, Schnee*
· verschlimmert: *Jung, Schnee*
Kältegefühl, nierenbedingt: *Niere, Strahl*
· Unterleib: *Hüfte*
Kaltwetterfront: *Juwel, Schnee*
Karies: *Klar, Venus, Zelle*
Karotisstenose (Verengung): *Fels, Leber, Zelle*
Karpaltunnelsyndrom: *Balsam, Kerze, Magnet, Traumafee, Waldfee*
Kastration: *Kelch, Rad, Tier, Zelle*
Katarakt (Grauer Star, s. Augen)
Katastrophe, Krieg: *Pfad, Princess*
Kater, nach Alkohol: *Herz, Leber*
Kaufsucht: *Tier*
Kehlkopf
· -chakra: *Befreiung, Curry, Sirius, Strahl, Wunder*
· Druck auf: *PfadWillen, Strahl*
· Juckreiz: *Dream*
Keloid (Narbenwucherung): *Rad, Zellsalbe*
Keuchhusten:
Herz, Medulla
· -impfung, Folgen (s. dort)
Kichern, Albernheit: *Schnee*
Kiefer
· Anspannung, Klappern: *Entspannung, E-Smog, Hüfte, Magnet, Strahl, Tier*
– Atlasfehlstellung, durch: *Licht*
· -gelenke verkrampft: *Kerze*
· -gelenksentzündung: *Strahl*
· -gelenksschmerzen nach Zahn-Op: *Kerze*
· eng: *Hüter, Magnet, Strahl, Weisheit*
· Fehlstellung: *Hüfte*
· -höhle entzündet: *Curry*
· -klemme: *Befreiung*
· -knacken: *Weisheit*
· -knochenschwund: *Jacumbo, Wurzel, Zelle*
· -schmerzen: *Curry, E-Smog, Strahl*
– stechend: *Curry*
· Taubheitsgefühl: *Jung*
· Zahnfehlstellung: *Amar, Entspannung, Hüfte, Hüter, Magnet, Strahl, Weisheit*

Kinder
· Ablehnung von den Eltern: *Glück, Herz*
· adoptierte: *Mama*
· alkohol-, drogenkranker Eltern: *Befreiung*

· Aufmerksamkeit, bekommen nicht genug: *Glück, Herz, Hüfte*
· Befruchtung, künstlich: *Herz, Kelch*
· eigensinnige: *Ball, Tier*
· Extrawurst, wollen: *Ball*
· getrennt lebender Eltern: *Glück, Mama, Papa*
· Frühchen: *Auf*
· Herzfehler: *Fels, Herz, Pfad*
· Impffolgen (siehe dort)
· Fluortabletten, Folgen von: *Pfad*
· laufen wollen nicht, aus Angst zu fallen: *Herz*
· Rhythmusgefühl, fördert: *Ball*
· sensibel: *Herz*
· sensitiv, zu offen: *Ball, Schutz*
· tanzen aus der Reihe: *Ball, Tier*
· tuberkulinische: *Ball, Kelch*
· unfallgefährdet, Verletzungsneigung: *Ball, Princess*
· unruhige: *Ball, E-Smog, Herz, Tier*
· Verhaltensauffälligkeiten: *Ball, Herz, Leber, Tier*
· Wahrnehmung erhöht: *Ball*
· -wunsch unerfüllt: (s. Unfruchtbarkeit)

Klarheit, fehlende: *Klar, Licht*
Klatschsucht: *Herz, Klar, Strahl, Tier*
Klavierspielen fördert Fingerfertigkeit: *Wiege*
kleinlich, geizig: *Kerze*
Klimakterium (s. Wechseljahre)
Kloß im Hals: *Klar, Strahl*
kluge Sprüche klopfen: *Venus*
Klumpfuß: *Magnet, Schutz, Wurzel, Zelle*
Knalltrauma: *Schnee*
Knechtschaft: *Wiege*
· des Geldes, Befreiung von: *LachHerz*
Knie
· Angst sitzt in den: *Jung, Kerze, Knie*
· Arthrose: *Knie, Magnet, Wiege, Zelle*
· kalt: *Kerze*
· Lymphfluß blockiert: *Himmel, Milz*
· Meniskus: *Knie*
· Morbus Osgood Schlatter: *Knie*
· -scheibe schmerzt: *Amar*
· -schmerzen: *Jung, Knie, Straffungssalbe, Wiege*
  – Bergabgehen, beim: *Jung*
· Verletzungen, Wunden: *Knie, Princess, Zelle*
Knöchelbruch: *Jacumbo, Wunder*
· -verletzung: *Princess*
Knochen
· Bruch: *Balsam, Jacumbo, Mango, MP, Princess, Wunder*
· Haarriß: *Jacumbo*
· -hautverletzung: *Jacumbo, Mango*
· -karies: *Klar*
· Metallplatte nach Bruchoperation, Schmerzen: *Princess*
  –Tbc, Wirbelsäule: *Jung, Magnet*
· -schwund, Kiefer: *Jacumbo, Wurzel, Zelle*
Knorpel: *Knie, Wiege, Zelle*
Knoten, allgemein: *Klar*
· Brust: *Mama, Zelle*

· Darm: *Solar, Zelle*
· -gefühl: *Klar*
· knotenartige Beschwerden: *Klar*
· Schilddrüse: *Strahl, Zelle*
Kohlenmonoxydvergiftung: *Medulla*
Kolik, Dreimonats- (s. Darm)
Kollapsneigung: *Herz*
Koma: *Herz, Medulla*
Kommunikation, fördert: *Auf, Strahl, Waldfee*
Konditionierung, Befreiungt von: *Waldfee*
Konfliktverdrängung: *Solar, Wiege*
Konisation, nach: *Kelch, Zelle*
Kontakt zum eigenen Herzen, fördert: *Weisheit*
· -allergie (Chemikalien, Kleidung): *Sunrise*
Kontemplation, unterstützt (s. Meditation)
Kontraktur der Sehnen: *Jung, Waldfee*
Kontrolle
· fehlt über sich selbst: *Jung*
· kontrollierend: *Hüter*
· – übt aus gegenüber Frauen: *Jung*
· Kontrollzwang: *Tier*
Konventionen durchbrechen: *Milz*
Konvulsionen nach Impfungen: *Herz, Juwel, Moorfee,*
Konzentrationsstörungen: *Ball, Balsam, Erwachen, E-Smog, Gelb, Herz, Juwel, Klar, Magnet, Strahl*
Koordinationsstörungen durch Gehirntrauma: *Princess, Traumafee*
Kopf
· Aneurysma: *Ball*
· Brett vorm Kopf bei Prüfing: *Bond*
· denken fällt schwer: *Princess*
· durchblutungsfördernd: *Fels*
· Engegefühl: *Befreiung*
· Juckreiz: *Amar, Himmel*
· -lastigkeit: *Ball, Klar, Pfad, Rad, Venus*
· Läuse: *Moorfee, Niem*
· -rechnen schwierig: *Juwel, Princess*
· Leeregefühl, im: *Juwel*
· Wattegefühl: *Klar*
· Wolkengefühl: *MP*
Kopfschmerzen: *Auf, Ball, Befreiung, Entspannung, E-Smog, Juwel, Klar, Leber, Licht, Magnet, Medulla, MP, Pfad, PfadWillen, Princess, Solar, Sunrise, Waldfee*
Kopfschmerzen ausgehend von:
· Atlas: *Jung, Licht*
· Gehirn, bei Tiefdruck, als ob Nebelbänke im Kopf hängen: *Juwel*
· Halswirbeln (s. auch Atlas): *Leber, Magnet, MP*
· Hinterkopf, Schmerzen am: *Auf, Licht, Magnet, Medulla*
– ziehen bis ins Auge: *Auf*
– in die Stirn: *Princess*
· Scheitel, Druck: *Ball, Pfad, PfadWillen*
· Schläfen: *Entspannung, Hüter, Juwel, Klar, Leber*
· Stirn: *Juwel, Milz, Sunrise, Venus*
· Stirnmitte: *Juwel, Venus*

Kopfschmerzen, Art der:
- brennen: *Amar, Papa*
  – brennen am Scheitel: *Amar, Papa, Pfad*
- Deckel, wie von: *PfadWillen*
- Druck auf den, angstauslösend: *Ball, Pfad*
- drückend: *Auf, Juwel, MP, Pfad, Princess, Solar*
- Kopf wie geteilt: *Princess*
- kranzförmig um den Scheitel: *Wiege*
- migräneartig: *Ball, Entspannung, Juwel, Leber, Licht, Magnet, MP, Pfad, Princess, Sunrise*
- qualvoll: *Leber*
- Schwindel, mit: *Juwel, Moorfee, Princess*
- Sehvermögen beeinträchtigt: *Licht, Princess*
- stechend: *Moorfee*
- tierisch: *Tier*
- Übelkeit, mit: *Juwel, Leber, Princess, Waldfee*
- unerträglich: *Balsam, Juwel, Leber, Tier*
- Verspannung: *Entspannung*
- wandernd: *Balsam*
- Wattegefühl: *Klar*
- wellenartig, drückend: *Sunrise*

Kopfschmerzen, verursacht durch:
- Anspannung: *Entspannung*
- Arbeit, geistige: *Juwel, MP, Pfad*
- Bildschirmarbeit: *E-Smog, Magnet*
- Chemtrails: *Jung, Medulla, Sunrise*
- Elektrosmog: *E-Smog*
- Feinstaub: *Medulla*
- Föhn: *Wiege*
- Gehirnerschütterung: *Licht, Princess, Traumafee*
- Halswirbelsäule verschoben: *Magnet*
- Kaltwetterfront: *Juwel*
- Kieferfehlstellung: *Strahl, Weisheit*
- Kopfverletzung: *Licht, Magnet, Pfad, Princess, Wiege*
- Kummer: *Herz*
- leberbedingt: *Leber*
- Lithiumvergiftung: *Jung*
- Ohr, ausstrahlend ins: *Milz*
- rechtsseitig: *Papa*
- Schädel-Hirn-Trauma: *Licht, Princess*
- Schädelknochen verschoben: *Jacumbo, Pfad, Princess*
- Schleudertrauma: *Magnet, Hüter, Zelle*
- Schneefall: *Juwel, Wiege*
- Schule: *Juwel, Pfad*
- Sexualität, unterdrückte: *MP*
- Sonne: *MP, Solar, Sonnenwohl*
- -stürme: *MP*
- Streß: *Herz, Kelch*
- Überarbeitung: *MP*
- Wetter, kaltes: *Juwel, Schnee*
- -wechsel auf warm: *MP, Wiege*

Kopfverletzung, führt zu:
- Erbrechen: *Leber, Princess*
- Migräne: *Licht, Magnet, Princess*
- Lernblockade: *Juwel, Magnet, Princess*
- Schwindel: *Juwel, Leber, Princess*

Körperlosigkeit, Gefühl der: *Rad*
Krachen der Gelenke: *Magnet, Wiege*
Kräftehaushalt, Aufbau in der Genesung: *Auf, Magnet, Zelle*
kräftezehrende
· Gewohnheiten: *Tier*
· Krankheiten: *Magnet, Zelle*
Kraftlosigkeit: *Auf, Magnet*
· im Bein, durch Borreliose: *Moorfee, Zelle*
· gefällter Baum, wie ein: *Auf*
Krampfadern: *Erwachen, Leber, Princess, Venensalbe, Venus, Wurzel*
· Antibabypille, durch: *Leber, PfadWillen, Princess, Sunrise, Venensalbe, Venus*
Krämpfe
· Beine, Waden: *Knie, Mango, Solar, Wurzel*
– Kaffeetrinken, nach : *Mango*
– wirbelsäulenbedingt: *Magnet*
· Blase: *Kelch*
· Impffolge: *Herz, Juwel, Moorfee*
Krankheiten
· degenerative: *Zelle*
· langwierige: *PfadWillen, Niem, Regenbogen*
· schwere chronische: *Herz, Leber, PfadWillen, Regenbogen, Solar, Strahl, Zelle*
Kränkung
· chronisch: *LachHerz*
· hilft zu verzeihen: *Herz, Tier, Wiege*
Kreativität
· fördert: *Ball, Entspannung, Erwachen, Herz, Juwel, Tier, Waldfee*
· Verlust der: *Ball*
Krebs, unterstützend bei: *Auf, Herz, Hüter, Leber, Milz, PfadWillen, Solar, Strahl, Venus, Zelle*
· Brust: *E-Smog, Herz, Mama, Zelle*
· kein Vertrauen in Selbstheilungskräfte: *Pfad*
Kreislaufprobleme: *Herz*
· durch Sonne u. Hitze: *Herz, Solar*
Kreuz verspannt: *MP*
Kribbeln, in den Extremitäten: *Magnet, Waldfee*
Kriegstraumen: *Pfad, Princess*
Krise, Weg aus der: *Helper, Leber, Pfad*
Kritiksucht: *Pfad*
Krupphusten: *Auf, Herz, Strahl*
Kummer: *Herz, Kerze, Rad, Solar, TränHerz, Wiege*
Kühlhaube, Kälte-, Beschwerden durch bei Chemo: *Schnee*
Kündigung, Angst vor: *Pfad, Solar, Tier*
Kunstdünger, Vergiftung durch: *Leber, Sunrise, Tier*
künstlerisches Schaffen (s. Kreativität)
künstliche Befruchtung (s. dort)
Kunstturnen, fördert Gelenkigkeit: *Wiege*
kurz, glaubt, kommt zu: *Bond, Glück, Kerze, Niere, Solar*
Kurzsichtigkeit (s. Augen): *Augenwohl, Juwel, Licht*
Kyphose (Rundrücken): *Herz, Magnet, Pfad, Schulter*
· Kummer, durch: *Herz*

L

Lachen, verlernt: *Herz, LachHerz, Schnee, Schulter*
Lächeln, durch falsches, Vorteile erkaufen: *Kerze*
Lachgas, Folgen von: *LachHerz*
Lähmung
· Beine: *Magnet, Schutz*
· Gesichtsnerven: *Magnet, Strahl, Waldfee*
· halbseitig: *Befreiung, Entspannung*
· Polioimpfung, nach: *Magnet, Medulla, Moorfee, Waldfee*
· rückenmarksbedingt: *Hüter, Magnet, Waldfee*
· Schlaganfall, nach: *Juwel, Magnet, Pfad, Schutz, Waldfee, Zelle*
Lampenfieber: *Helper, Solar*
Last-Minute-Syndrom: *Amar, MP*
Laufen
· Angst zu lernen bei Kleinkindern: *Herz, Princess*
– durch schwache Beine: *Magnet*
– den nächsten Schritt zu machen: *Schutz*
Läuse: *Moorfee, Niem*
Leben(s)
· -abschnitt, neuer und schwieriger: *Pfad, Rad*
· -prüfung: *Solar*
· -überdruß, -müde: *TränHerz*
Leberbeschwerden: *Gelb, Glück, Himmel, Kerze, Leber, Papa, Venus*
· brennende: *Papa*
· -entzündung/Hepatitis: *Leber, Zelle*
· Fettleber: *Leber, Solar, Zelle*
· Kopfschmerzen bedingt durch: *Leber*
· -stau: *Papa*
· -striche: *Gelb*
· -zirrhose: *Leber, Solar, Zelle*
· -zyste: *Leber, Zelle*
Leberchakra, reinigt: *Leber*
Lebensaufgabe, sich bewußt werden: *Dream, PfadWillen*
Lebensmittel
· -allergie: *Juwel, Moorfee, Licht*
· belastete: *Leber, Sunrise*
· -vergiftung: *Leber, Sunrise*
Leckbedürfnis: *Mama*
Leere, Gefühl der: *Bond*
· -gefühl im Kopf: *Juwel*
Legasthenie: *Juwel, Strahl*
Leichtgläubig: *Himmel*
Leichtigkeit mit Bodenhaftung: *Regenbogen*
Leidenschaft, zu stark: *Solar, Tier*
Leistung(s)
· -abfall, geistig: *Herz, Pfad, Strahl*
· -abfall, körperlich: *Magnet*
· -druck: *Entspannung, Kelch*
· -sportler: *Magnet, Medulla*
Lernprobleme: *Ball, Erwachen, Herz, Juwel, Magnet, PfadWillen, Solar, Strahl*
· Angst, Neues zu lernen: *Herz, Solar*
· -blockade durch Kopfverletzung: *Licht, Magnet, Princess*
· impfbedingt: *Moorfee*
· kann sich nicht aufraffen: *MP*
· Lese-Rechtschreib-Schwäche: *Juwel*
· Motivationsmangel: *PfadWillen, Strahl*

· Prüfungsangst: *Bond, Helper, Solar*
· Schwäche, körperliche: *Magnet*
· unfähig zu lernen: *Erwachen*
· Wirbelsäulenfehlstellung: *Magnet*
Libido
· verringert: *Glück, Jung, Kelch, Leber, MP, Venus, Wurzel*
– im Alter: *Jung*
· zu sehr gesteigert: *Jung, Milz, MP, Tier, Venus*
Licht (s. auch Sonne)
· -blitze: *Augenwohl, Rad*
· -empfindlichkeit: *Licht, Rad, Venus*
Lidschwellung: *TränHerz*
· Unterlider: *Kerze, Niere, TränHerz*
Liebe(s)
· Familie, in der, stärkt die: *Herz, Mama, Papa*
· -kummer: *Herz, Pfad, Wiege*
– Schlaflosigkeit, mit: *Herz, Princess*
-leben, unerfüllt: *Herz, Jung, Leber, Wurzel*
– im Alter: *Jung*
Linkshänder, umerzogene: *Befreiung, Entspannung, Juwel, Mango*
Lipom: *Zelle, Zellsalbe*
Lippen
· bläulich: *Herz*
· Herpes: *Klar, Lippenbalsam, Zelle*
· pelzig: *Befreiung, Gelb*
· rauh, rissig: *Lippenbalsam, Zelle*
Lispeln: *Strahl*
Lithiumvergiftung: *Jung*
Logopädie, unterstützend: *Herz, Pfad, Solar, Strahl*
Lordose (Hohlkreuz): *Hüter, Magnet, Solar*
Loslaßprozeß, unterstützend: *Balsam, Bond, Niem, Pfad, Tier, Rad, Regenbogen*
Lösungsmittelvergiftung: *Leber, Medulla*
Luftikusse, unruhige Kinder: *Ball, Wurzel*
Luftverschmutzung: *Medulla*
Lunge(n)
· Asthma: *Herz, Kelch, Medulla, Pfad*
– Schimmel, durch: *Juwel*
· Atelektasen (Zusammenfallen der Lungenbläschen): *Herz, Medulla*
· -entzündung: *Herz, Kelch*
· Kummer, durch: *Herz*
· Keuchhusten: *Herz, Medulla*
· Krupphusten: *Herz, Strahl*
· -ödem: *LachHerz, Medulla*
· Rippenfellentzündung: *Princess*
· Riß: *Knie, Princess*
· -schwäche, verursacht durch Impfung: *Kelch, Moorfee*
· Stichverletzung: *Princess*
· streßbedingt: *Kelch*
· Verschleimung: *Herz, Medulla, Wunder*
· Volumen zu klein: *Hüter*
· Wasser in der, durch Verschlucken: *Medulla*
Lutschen am Stoffzipfel: *Mama*
Luxation, Hüfte: *Hüfte, Magnet*
Lymphdrüsenschwellung: *Curry, Himmel, Hüter, Milz, Wiege, Zelle*
– harte: *Milz*

· Hals und Achseln, in, stechend: *Curry*
· -stau: *Himmel, Milz*
· Unterleibs-Op, nach: *Milz, Venus*

M

Macho: *Jung*
Macht der Gewohnheit, überwinden: *Tier*
Machtmißbrauch: *Leber, Tier*
Magen
· Assimilationsstörung: *Amar*
· -brennen: *Amar, Papa*
· -druck wie von Steinen: *Amar, Glück*
· empfindlich: *Solar*
· -geschwür: *Solar*
· Gluckern: *Amar*
· Infekt durch Streß: *Kelch*
· -krämpfe, nach Impfung: *Leber, Moorfee, Solar*
· -schmerzen: *Balsam, Kerze, Leber, Solar*
  – Duchfall, mit: *Kerze*
  – nächtliche: *Kerze*
· -sonde, Schluckreflex fehlt nach: *Mango, Strahl*
· Übelkeit, durch zu viel Süßigkeiten: *Leber, Sunrise*
· überlastet: *Solar*
· verdorben: *Sunrise*
Magen-Darm-Infekt: *Kelch, Leber, Mango, Niem, Solar, Sunrise*
· Prophylaxe, bei gestreßten Menschen: *Kelch*
Makuladegeneration (s. Augen)
Malariaprophylaxe durch Mückenschutz: *Kelch, Leber, Moorfee*
Mandel(n)
· Entfernung, danach Schilddrüsenprobleme: *Hüter*
· -entzündung: *Strahl*
· vergrößert: *Glück, Strahl*
Mangelerscheinungen: *Amar, Zelle*
Manipulation, Schutz vor: *Balsam, Niere, Tier, Schutz*
Männlichkeit, seine akzeptieren: *Glück, Mango* (s. auch Geschlecht)
Männlich/weiblich harmonisierend: *Venus*
Manisch-depressiv: *Jung*
Marathonläufer: *Magnet, Medulla*
Masern
· Ausschlag, juckend: *Kelch, Zelle*
· -impfung, nach: *Herz, Moorfee*
Maßlosigkeit: *Solar*
Maskengesicht: *Entspannung, Entspannende Gesichtscreme*
materieller Besitz, Überbewertung: *LachHerz, Princess*
Mathematik, Schwierigkeit in: *Juwel, Princess*
Medikamente
· Abhängigkeit: *Pfad, Tier*
· Abusus: *PfadWillen*
· Nebenwirkungen, Folgen: *Leber, Sunrise*
Meditation, Kontemplation hilfreich bei: *Erwachen, Juwel, Milz, Sunrise, Schutz, Strahl, Weisheit*

Meniskus: *Knie, Magnet, Mango, Straffungs-salbe, Wiege*
· -operation: *Knie, Zelle*

Menstruation
· Blutung, reichlich: *Glück, Kelch, Moorfee, Sunrise, Venus*
· – schwach: *Glück*
· Schmerzen: *Bauchwohl, Befreiung, Kelch, Mama, Moorfee, Venus*
· unregelmäßig: *Erwachen*
Merkfähigkeit, erhöhen: *Juwel*
Messie: *Curry, Jacumbo, Waldfee*
Metallplatte eingesetzt nach Knochenbruch: *Princess*
Miasma, Bezug zur
· Carcinose: *Hüter*
· Tuberkulose: *Ball, Kelch, Medulla*
Migräne (s. auch Kopfschmerzen) *Ball, Entspannung, Juwel, Klar, Leber, Licht, Magnet, MP, Pfad, Princess, Sunrise*
· ausgehend vom Nacken: *Magnet*
· Gesichtsfeldausfall, mit: *MP*
· Kopfverletzung, nach: *Juwel, Leber, Pfad, Princess*
· Schleudertrauma, nach: *Licht, Magnet, Pfad, Princess*
· Schwindel, mit: *MP*
· Sehstörungen, mit: *Licht, MP*
· Sexualität, unterdrückte: *MP*
· Sonne, Sonnenstürme, durch: *MP*
· Überarbeitung, durch: *MP*
· wellenförmige Beschwerden *Sunrise*
· Wetterwechsel: *MP*
Milch (Mutter-) mangelhaft: *Mama, Zelle*
· -schorf: *Pfad*
· -stau: *Herz, Mama, Stillsalbe*
· -zähne, lösen sich leichter: *Rad, Wurzel*
Milz: *Glück, Leber, Milz, Solar*
· Entfernung, Verletzung: *Milz*
· Stiche, in: *Gelb*
Minderwertigkeitsgefühle: *Herz, Solar*
· durch sozialen Status: *Wiege*
Mißbrauch, allgemein: *Tier*
· Alkohol: *Curry, Herz, Leber, Pfad, Tier, Wiege*
· Macht: *Leber, Solar, Tier*
· Mensch und Tier: *Tier*
· Natur: *TränHerz*
· sexueller: *Glück, Jung, Kelch, Niere, Princess, Tier, Venus*
· Talenten: *Tier*
· Tieren: *Tier*
Mißgeschick, Rückfall, wenn es einem sehr gut geht: *Glück, Niem*
Mißhandlung, Gefühl von: *Niem*
Mitgefühl, erwecken: *Fels, Herz, Rad, Schutz*
Mittelohrentzündung (s. Ohren)
Mobbing: *Tier*
Mobilfunkmasten: *E-Smog*
Mononukleose: *Milz, Moorfee*
Morbus
· Bechterew: *Hüter, Magnet, Waldfee*
· Hashimoto (s. dort)
· Hodgkin: *Milz*

· Osgood Schlatter: *Knie*
· Parkinson: *Entspannung, Kerze*
· Scheuermann: *Magnet*
· Schlattermann: *Knie*
Morphiumentzug: *Balsam, Herz, Leber, Tier, Zelle*
Motivation, erhöhen: *PfadWillen, Strahl*
Mouches volantes: *Moorfee, Licht*
Müdigkeit, chronische: *Bonding, E-Smog, Himmel, Hüter, Leber, Magnet, Niere*
· Nahrungsmittelunv., durch: *Licht*
Multiple Persönlichkeiten: *Helper, Milz, Tier*
Multiple Sklerose: *Befreiung, Entspannung, Hüter, Magnet, Moorfeesalbe, Solarplexus, Waldfee*
Multiresistente Ereger (MRE): *Klar, Niem, Waldfee, Zelle*
Multitasking: *MP*
Mund
· angespannt: *Entspannung, Lippenbalsam*
· Aphthen: *Leber, Zelle*
· brennen: *Niem*
· Entzündung, im: *Niem*
· -flora, reinigt: *Niem*
· -geruch, schlechter: *Leber*
· heiß: *Niem*
· Schleimhäute, geschwollen, trocken: *Himmel, Licht, Niem, Sunrise, Waldfee*
· Speichelfluß reguliert: *Niem, Waldfee*
· trocken: *Niem*
Musik, Rhythmus fehlt: *Ball*
Muskel
· -entzündung: *Kerze, Wiege*
· -kater, auch vorbeugend: *Venus, Wiege*
· -riß: *Knie*
· -schmerz: *Leber, Wiege*
· -verspannung: *E-Smog, Wiege*
Mutter
· -bänder schwach: *Erwachen, Mama*
· -liebe, Sehnsucht nach: *Mama*
· -mund: *Mama, Venus*
· -verlust: *Mama*
Mutmacher: *Dream, Herz, Kerze*
Mut, sich verbal abzugrenzen: *Auf*
Myokarditis: *Herz, LachHerz*
Myom: *Kelch, Venus, Zelle*

N

Nabel: *Amar, Bond, Licht, Solar*
· -bruch: *Jacumbo*
· -pflege bei Säuglingen: *Solar*
· Schmerzen, um den: *Amar*
· -schnur um den Hals: *Medulla, Rad, Strahl*
· -chakra, Reinigung: *Bond, Dream, Himmel, Kerze, PfadWillen, Sirius*
Nacheifern, geschwächt durch: *Erwachen*
Nacht
· -blindheit: *Licht*
· -mensch: *Schnee*
· -schweiß: *Milz*
· -wachen: *Ball, Magnet, Rad*

Nacken
· Atlasfehlstellung: *Jung, Licht*
· -schmerzen: *Balsam, Curry, Leber, Licht, Magnet, Waldfee*
– brennende: *Papa*
· -steifigkeit: *Knie, Leber, Magnet, Wiege, Waldfee*
· -verspannung, durch psychische Belastung: *Entspannung, LachHerz*
Nagel
· Beißen der Nägel: *Mama, Schutz, Tier*
· -bettentzündung: *Hüter, Waldfee, Wurzel, Zelle*
· brüchig: *Zelle*
· -pilz: *Niem, Weisheit, Zelle*
Nahrungsaufnahme, verweigert: *Herz, Solar*
Nahrungsmittel
· -abusus: *PfadWillen*
· -unverträglichkeit: *Bauchwohl, Bonding, Juwel, Leber, Licht, Solar*
– Kaffee löst Bein-/Waden krämpfe aus: *Mango*
– Paprika: *Regenbogen*
– Steinobst: *Venus*
· -vergiftung: *Leber, Sunrise*
Narben
· brechen auf: *Zelle*
· entstörend: *Rad, Zelle*
· Hornhaut, auf: *Rad, Zelle*
· Kaiserschnitt: *Rad, Zelle*
· Keloid: *Zelle*
· Netzhaut, auf: *Licht, Rad, Zelle*
· Schmerzen: *Traumafee Salbe, Zelle*
· Taubheitsgefühl: *Hüter, Rad, Zelle*
Narkotika, Betäubungsmittel: *Befreiung, Herz, Kerze, Medulla*
Nase(n): *Glück, Juwel, Hüter*
· -bluten: *Herz, Juwel*
· Druck strahlt bis ins Ohr: *Niere*
· Geruchssinn herabgesetzt: *Niere*
· Luft heiß beim Einatmen durch Nase: *Curry*
· -nebenhöhlen(entzündung): *Auf, Glück, Helper, Juwel, Kelch, Niere, PfadWillen, Schnee*
· – reinigt: *PfadWillen*
· -septum zu eng: *Hüter*
· -scheidewand-OP: *Hüter, Juwel, Kelch, Zelle*
· -spitze kalt: *Solar*
· verstopft: *Befreiung, Juwel, Niere, PfadWillen*
· -wurzel: *Hüter, Niere, Wurzel*
Natur, tiefe Verbindung zur: *Auf, Hüter, TränHerz, Waldfee*
· -wesen, Verbindung zu: *Helper, TränHerz*
· -schützer: *Auf*
· -zerstörer: *Auf*
neben sich, stünde: *Auf*
Negative(r) Beeinflussung, Schutz vor: *Balsam, Rad, Schutz, Tier*
· Gedanken: *Erwachen, Glück, Niere*
Neid: *Herz, Leber, Tier*
Nein zu sagen, gibt Kraft: *Niere*
Nerven
· -atrophie: *Zelle*
· -beruhigung: *E-Smog, Helper, Herz, Solar*
· -krieg mit Geliebten: *Herz*

· -schmerzen: *Balsam, Kerze, Magnet, Moorfee, Waldfee*
– Impfung, nach: *Moorfee* auch *Salbe*
– krampfartig: *Entspannung*
· -schwäche: *Solar*
· -verletzung: *Balsam, Schutz, Waldfee*
· Taubheitsgefühl: *Medulla, Waldfee, Zelle*
· überreizt: *Entspannung, MP*
Nervosität: *E-Smog, Solar*
· Wechseljahren, in: *Jung, Solar*
Neubeginn, unterstützt: *Hüter, Pfad, Schutz*
· Neuorientierung: *Pfad, Rad*
· Situation, Angst vor neuer: *Herz, Solar, Strahl*
Neugeborene
· Atemstillstand: *Herz, Medulla*
· Gelbsucht, auch Prophylaxe: *Leber*
· Koliken: *Bauchwohl, Solar*
· Lungen nicht ausgereift: *Knie*
Neuralgie (s. Nervenschmerzen)
Neurodermitis: *Herz, Leber, Niem, Sunrise, Tier, Zelle*
· Impfung, nach: *Moorfee*
· Juckreiz, quälend: *Leber*
– tierisch, unerträglich, kratzt sich blutig: *Tier*
– wellenförmig: *Sunrise*
Neurose: *Helper, Jung*
Nieren: *Curry, Niere, Strahl*
· -druck: *Amar*
· -entzündung: *Strahl*
– Impfung, nach: *Sirius*
· -insuffizienz (Dialyse): *Curry, Hüter, Niere, Strahl*
· -kribbeln: *Bond*
· -schmerzen: *Strahl*
· -schwäche: *Niere, Regenbogen, Strahl, TränHerz*
· -steine: *Strahl*
· -versagen: *Herz, Leber, Strahl, Niere*
Niesen (s. auch Heuschupfen): *Juwel*
Nikotinsucht: *Leber, Tier*
Normen durchbrechen: *Milz*
Noro-Virus, auch Prophylaxe: *Kelch, Leber, Solar, Sunrise*
Notfallsituation: *Herz, Balsam, Helper, Traumafee*
· psychische: *Helper*
· Herzbeschwerden: *Herz, TränHerz*
· Schmerz, Verletzung: *Balsam, Herz, Leber, Traumafee*
· Schock, Schreck: *Ball, Herz*
Null-Bock-Syndrom: *Pfad, Strahl*

O

Obst, Abneigung gegen: *Wiege*
Obstipation, Verstopfung: *Hüter, Leber, Mango*
Ödeme
· Gehirn: *Princess, Wiege*
· Gelenke: *Himmel, Wiege*
· herzbedingt: *Herz, Leber, Wiege*
· Lunge: *LachHerz*
offenes Bein (s. Ulcus cruris)
Ohnmacht, auch Prophylaxe: *Herz, Medulla*

Ohr(en):
Himmel, Strahl
· Absonderung eitrig: *Klar*
· Druck/Überdruck: *Befreiung*
· Druckausgleich, gestört: *Himmel, Schnee*
· -entzündung nach Tauchen: *Schnee, Sirius*
· -geräusche *(s. Tinnitus)*
· Hörsinn scharf: *Niere*
· Hörgerät: *Klar*
· Juckreiz: *Klar, Niem*
· Karies der Gehörknöchelchen: *Klar*
· Mittelohrentzündung: *Schnee*
· Nebengeräusche stören: *Bond*
· Ohrensausen durch Stau im Becken: *Erwachen*
· Otosklerose (s. Verknöcherung)
· Paukenhöhlenerguß: Schnee, Strahl, Zelle
· -schmalz, reichlich: *Schnee*
· -schmerzen: *Balsam, Bond, Himmel, Klar, Leber, Niem, Schnee, Strahl, Wunder*
  – Kälte, durch: *Schnee*
  – Kummer, durch: *Herz*
  – Tauchen, durch: *Schnee, Sirius*
· Schwerhörigkeit: *Himmel, Jung, Klar, Niere, Schnee, Strahl, Zelle*
· Alter, im: *Jung*
· Knalltrauma, nach: *Schnee*
· -stechen: *Milz*
· Taubheitsgefühl: *Befreiung, Himmel*
· Trommelfellerguß: *Schnee*
· Verknöcherung der Gehörknöchelchen: *Klar*
· verstopft: *Juwel, Klar, Schnee, Strahl*
· Wattegefühl: *Himmel, Venus*

Ölziehen (s. Parodontose)
Onanie: *MP, Tier*
Operation: *Auf, Zelle, Zellsalbe*
· Bruch: *Jacumbo*
· Organtransplantation: *Herz, Hüter, Leber, Traumafee, Zelle*
· Polypen: *Juwel, Kelch, Zelle*
· Schmerzen: *Balsam, Herz, Leber*
· Sterilisation, Kastration: *Tier*
· Trauma: *Herz, Leber, Princess, Rad, Traumafee, Zelle*
· Thomboseprophylaxe: *Princess, Venensalbe*
· Unterleib: *Rad, Kelch, Tier, Venus, Zelle*
· Venen: *Venensalbe, Venus*
· Wundheilung, Förderung der: *Zelle*
Opfer von
· Katastrophen: *Pfad*
· Mißbrauch: *Balsam, Tier*
· -rolle: *Balsam, Erwachen, Glück, Tier*
Orchester und Chor, fehlender Einklang: *Ball*
Ordnung und Struktur: *Bond, Curry, Erwachen, Helper, Jacumbo, Knie, Milz, Princess, Waldfee*
· Anerkennen einer höheren: *Hüter*
· Ordnung herstellen fällt schwer: *Curry*
· ordnungsliebend: *Bond*
Organtransplantation: *Herz, Hüter, Leber, Zelle*

Orientierungslosigkeit: *Pfad*
· Demenz, bei: *Juwel*
Osteoporose: *Jacumbo, Wurzel, Zelle*
Otosklerose: *Klar*

P

Panik
· -attacken: *Herz, Solar, Helper* wegen Krankheit: *Regenbogen*
· Schlaflosigkeit bei Kindern: *Herz*
Pankreas: *Leber, Magnet, Mango, Solar*
Papillome: *Kelch, Zelle*
Paprikaunverträglichkeit: *Regenbogen*
Pap-Wert erhöht: *Kelch, Venus*
Parkinson, Mb: *Ball, Entspannung, Glück, Kerze, Moorfee*
Parodontose: *Auf, Entspannung, Gelb, Hüter, Jacumbo, Leber, Venus, Wurzel, Zelle* (auch Ölziehen mit Essenzen)
Partner, besserer Einklang mit: *Gelb, Herz, Niere, Schnee, Venus, Wurzel*
Paukenhöhlenerguß (s. Ohren)
Pausen, gönnt sich keine: *MP*
PC-Arbeit, Schutz: *E-Smog, Magnet*
PDA (Periduralanästhesie): *Medulla, Moorfee*
Perfektionismus: *Erwachen, Jacumbo, PfadWillen*
Periode (s. Menstruation)
Pestizidvergiftung: *Leber, Sunrise, Tier*
Pferde, Angst vor Transport: *Helper, Tier*
Pflege, Gesicht und Haut: *Entspannung, Entspannende Gesichtscreme, Herz, Zellsalbe*
Pflichtgefühl drückt: *Schulter*
Pfötchenstellung nach Impfung: *Moorfee, Waldfee*
Phantomschmerzen: *Balsam, Jacumbo, Kerze, Leber, Rad, Trauma, Waldfee*
· Diabetikern, bei: *Mango*
Pilzerkrankung: *Niem, Weisheit, Zelle* (s. auch Genitalpilz)
· Nagelpilz: *Niem,*
· Soor: *Weisheit, Zelle*
Platz, den eigenen finden: *Pfad, Wurzel*
Pneumonie: *Herz, Kelch*
· Kummer, durch: *Herz*
Pneumothorax: *Princess*
Polioimpfung, Folgen von: *Herz, Knie, Magnet, Medulla, Moorfee Salbe, Waldfee*
· Unfruchtbarkeit: *Magnet*
Pollenallergie (s. Heuschnupfen)
Polypen: *Hüter, Juwel, Kelch, Zelle*
· Unterleib: *Venus*
Pornosucht: *Jung, Tier*
Potenzschwäche, leberbedingt: *Leber*
Prellung: *Princess*
· Gelenke: *Knie, Princess*
· Knochenhaut: *Jacumbo, Mango*
Prinzessinnenchakra: *Princess*
Probleme, Konfrontation schwierig: *Befreiung*
Prolaps (s. Vorfall)
Prophylaxe, Schutz vor

· Blähungen: *Bauchwohl, Bond, Solar*
· Bruch-Operation (s. Op)
· Cholera: *Sunrise*
· Dammriß: *Knie, Straffungssalbe*
· Grippe (s. Infekte)
· Herzinfarkt: *Herz*
· Husten: *Herz, Kelch*
· Infekte, grippale: *Auf, Herz, Kelch, Leber*
– Ärger, nach: *Leber*
· Insektenstichen: *Moorfee*
· Kniegelenk, künstliches: *Knie, Magnet, Wiege*
· Magen-Darm-Infekt: *Leber, Solar, Sunrise*
· Malaria: *Kelch, Leber, Moorfee*
· Muskelkater: *Venus, Wiege*
· Neugeborenengelbsucht: *Leber*
· Noro-Virus: *Leber, Solar, Sunrise*
· Operation von Brüchen: *Jacumbo*
· Schlaganfall: *Ball, Juwel, Pfad*
· Streß: *Herz, Kelch*
· Unfällen, Verletzung: *Princess, Schutz*

Prostata: *Kelch, Papa, Pfad, Venus, Wunder, Wurzel, Tier, Zelle*

Prüfungsangst, -situation: *Bond, Entspannung, Helper, MP, Schnee, Solar*
· alltägliche Rüfungen: *Solar*
· Brett vorm Kopf: *Bond*
· Lebensprüfungen akzeptieren: *Dream*

Pseudokrupp: *Herz, Medulla, Strahl*

Psoriasis: *Balsam, Herz, Leber, Sunrise, Zelle*

Psychiatrie, Angst, vor Einlieferung: *Helper*

psychischer Druck, Streß: *Helper, Schnee*

Psychose: *Helper, Jung, Klar, Schnee*

Pubertätsprobleme: *Knie, Milz, Pfad, Schnee, Solar*
· hysterisches Verhalten: *Schnee*

Q

Qualen, seelische und körperliche: *Balsam, Leber, Tier, Wiege*

Qualzüchtung, tränende Augen bei Hunden: *TränHerz*

Quecksilberausleitung: *Dream, Hüter, Leber, Strahl, Sunrise*

Querschnittslähmung: *Hüter, Magnet, Waldfee, Zelle*

Quetschung: *Princess, Traumafee, Zelle*

R

Rache, Vergeltung: *Sirius*

Radioaktivität, Schutz vor: *Magnet, Medulla, Wunder*
· Bestrahlung, Verbrennung: *Papa, Sonnenwohl, Zelle*
· Depression: *Magnet*
· Halsbeschwerden: *Wunder*
· Reizhusten: *Wunder*
· Übelkeit: *Leber*
· Vergiftung: *Himmel, Leber, Magnet, Medulla, Wunder*

Rassendiskriminierung: *Wiege*

Raubbau mit sich selbst treiben: *MP*

Rauchen
· Entgiftung: *Hüter, Leber, Zelle*

· -Entwöhnung, standhaft bleiben: *Entspannung, Medulla, PfadWillen, Tier*
rauhe Lippen, Haut: *Zelle, Lippenbalsam*
Räuspern, ständiges: *Strahl, Wunder*
Realitätsbezug fehlt: *Gelb*
Rechenschwäche: *Juwel, Princess*
rechte Körperhälfte: *Papa*
rechts und links verwechseln: *Juwel*
Rechthaberei: *Kerze, Schnee, Venus*
· bis zur Streitlust: *Venus*
Recycling Essenz, Reinigung der Energiekanäle und Blut: *Hüter*
Regelblutung (s. Menstruation)
Regenbogenbrücke, zum Überschreiten der: *Regenbogen*
Regeneration der Zellen: *Auf, Zelle*
Reinigung: *Gelb*
· Becken: *Kelch, Wurzel*
· Blut, Fremdblut: *Hüter*
· Chakren: *Dream*
· Gehirn: *Erwachen, Klar*
· Gewebe: *Erwachen*
· Räume: *Rad*
Reise
· -fieber: *Solar*
· -übelkeit: *Leber, Schnee, Solar*
Reizbarkeit: *Bond, Leber, Tier*
Rekonvaleszenz: *Auf, Zelle*
Respekt, gegenseitig: *Dream*
Restless legs *(unruhige Beine): Entspannung, Knie, Kerze, Magnet, Mango, Milz, Niere, Solar, Wurzel*
reuig: *Klar*
Revoluzzergeist: *Dream*
Rheuma: *Himmel, Hüter, Magnet, Niere, Waldfee, Wiege, Wurzel*
· Gelenke: *Himmel, Hüter, Magnet, Sunrise, Wiege*
· Muskeln: *Wiege*
· Schmerz, stechend: *Hüter, Moorfee*
– wellenförmig: *Sunrise*
Rhythmus
· Arbeit, für geregelte fördert *MP*
· Babys/Kinder finden keinen: *Ball, Wurzel, Rad*
· fehlt in Chor, Gruppe, Orchester: *Ball*
· Herz, unregelmäßig: *Herz, Magnet*
· Schlaf-Wach-gestört: *Ball, Magnet*
Rippen
· -brüche: *Jacumbo, Princess*
· -fellentzündung: *Princess*
· Schmerzen, in: *Balsam, Hüter*
· Verletzung, der: *Princess*
· zusammengeschoben, wie: *Niem*
Risse: *Knie*
· Bindegewebe: *Straffungssalbe*
· Damm: *Knie, Straffungssalbe*
· Gelenkkapsel: *Knie, Princess*
· Haarriß, Knochen: *Jacumbo, Knie*
· Haut: *Leber, Straffungssalbe, Zelle*
· Lippen: *Lippenbalsam, Zelle*
· Lunge: *Knie*
· Meniskus: *Knie*
Ritalin, Entzug von: *Herz, Medulla, Solar, Strahl, Tier*
Rivalität, in Familie: *Herz, Leber, Tier*

Roemheld-Syndrom: *Herz, Solar*
Röntgenstrahlen, Schutz vor: *Auf, E-Smog, Magnet*
Röte, im Gesicht: *Herz*
Rotweintrinken, gewohnheitsmäßiges: *Princess*
Rückenschmerzen (s. Wirbelsäule): *Amar, Auf, Entspannung, Hüter, Magnet, Medulla, Niere, Regenbogen, Venus, Waldfee*
· brennend: *Bond, Papa*
· Brustwirbelsäule: *Herz, Magnet, LachHerz*
· Kreuzbein (Sakrum): *Auf, Venus*
· -stechen: *Auf*
· Kummer, durch: *Herz*
· psych. Belastung, durch: *LachHerz*
· Rückenmarksnerven entzündet: *Kerze, Magnet, Waldfee*
· Steißbein: *Amar, Auf, Gelb, Hüfte, Regenbogen, Wurzel*
· Verletzung: *Magnet, Princess, Traumafee*
· Verspannung: *Entspannung*
Ruhe fehlt, fühlt sich leicht gestört: *Bond*
· fördert Ruhe: *Milz*
Rundrücken (Kyphose): *Herz, Magnet, Pfad, Schulter*

S

Sakral-, Sexualchakra: *Jung, Kelch, Magnet, Mama, Mango, Milz, MP, Tier, Venus, Wunder*
Salmonellen: *Leber, Solar, Sunrise*
Sandflöhe: *Regenbogen*
Sänger, blockierte Stimme: *Hüter, Kelch, Medulla, Strahl, Wunder*
Sammelleidenschaft: *Curry*
Säugling
· Koliken: *Bauchwohl, Bond, Solar*
· Schwitzen beim Flaschetrinken: *Solar*
· Verweigerung der Brust: *Herz, Mama*
Sauerstoffgehalt des Blutes, verbessert: *Hüter*
Schädel-Hirn-Trauma: *Jacumbo, Licht, Medulla, Princess*
Scheidenpilz: *Weisheit*
Scheitel-/Kronenchakra: *Pfad*
· brennen: *Papa, Pfad*
· Hautausschlag am: *Pfad*
· Kopfschmerzen, am: *Pfad*
– kranzförmig um: *Wiege*
Schema, Erziehung, Kinder hineingepreßt in: *Entspannung*
scheu, Probleme zu benennen: *Befreiung*
Scheuermann, Morbus: *Hüter, Magnet*
Schichtarbeit, Folgen von: *Ball, Magnet*
Schicksal(s), hadern mit: *Ball, Pfad, Rad*
· -schläge: *Herz, Pfad, Rad, Wiege*
Schielen: *Juwel, Licht*
· Impfung, nach: *Moorfee*
Schilddrüsenprobleme: *Befreiung, Himmel, Hüter, Moorfee, Schutz, Strahl, Wunder*
· -knoten: *Klar, Strahl, Zelle*
· -zyste: *Zelle*

Schimmel, Allergie: *Juwel, Leber*
· Asthma, Atemnot: *Juwel*
Schizophrenie: *Helper, Jung*
Schlafapnoe: *Medulla*
Schlafstörungen allgemein:
Balsam, Glück, Herz, Jung, Leber, Pfad, Princess, Solar, Weisheit
Schlafstörungen durch:
· Abendessen, schweres: *Kerze*
· Belastung und Kummer: *Herz*
· Elektrosmog: *E-Smog*
· Grübeln: *Klar, Pfad, Princess*
· Herzschwäche: *Herz*
· Hitze: *Milz*
· Leberschwäche: *Leber*
· Nachtschweiß: *Milz*
· Narkose: *Kerze, Medulla*
· negative Gedanken: *Glück*
· Ohrenstechen: *Milz*
· Rhythmus gestört, bzw. Schlaf-Wach-: *Ball, Magnet, Waldfee*
· Schlafmangel: *Magnet*
· Überessen: *Kerze, Leber, Solar*
· unruhige Beine (s. Restless legs)
· Wachstumsschmerzen: *Balsam, Knie, Magnet, Milz*
· Zwangshandlungen (s. Zwang)
Schlaganfall: *Herz, Klar, Juwel, Pfad, Schutz, Strahl, Waldfee, Zelle*
Schleimhäute (s. Mund)
Schleudertrauma: *Licht, Magnet*
Schlottergelenke: *Knie, Princess, Schulter*
Schluckbeschwerden: *Befreiung, Strahl*
-reflex weg nach Sonde: *Strahl*
Schmerzen allgemein:
Balsam, Gelb, Herz, Hüter, Kerze, Leber, Moorfee, Papa, Tier
· Augen (s. dort)
· Bandgefühl: *Bond*
· Bauch: *Bauchwohl, Leber, Solar*
· brennend: *Papa*
· drückend: *Niem*
· Elektrosmog, durch: *E-Smog*
· Fingern: *Milz*
· Geburt (s. dort)
· gefesselt, wie: *Befreiung*
· Gesicht, Neuralgie: *Kerze, Waldfee*
· Hals: *Strahl*
· heftigste: *Balsam* und *Leber*
· Hüftoperation, nach: *Balsam, Leber, Princess, Wiege, Zellsalbe*
· Kälte schlechter: *Schnee*
· Knie: *Knie, Magnet, Wiege*
· Kopf (s. dort)
· Nacken, Genick: *Leber, Licht, Magnet, Waldfee, Strahl*
· Nerven: *Kerze, Waldfee*
· Nieren: *Niere, Strahl*
· Operation, nach: *Balsam, Leber, Princess, Zelle*
· Phantomschmerz: *Jacumbo, Mango, Niere, Rad*
· quälende: *Leber*
· Rippenbögen, unter: *Niem*
· Rist: *Licht*
· Scheitel: *Pfad*
· Schulter: *Schulter*
· stechende: *Hüter, Jung, Moorfee*
– Fingern, in: *Milz*
· tierische: *Tier*

· Wachstum, durch: *Balsam, Knie, Magnet*
· wandernde: *Sunrise*
· wellenförmige: *Sunrise*
· Zähne (s. dort)

Schnappfinger: *Kelch, Kerze, Rad*
Schnarchen: *Medulla, Strahl*
Schnee:
· -blindheit: *Licht*
· -fall, Empfindlichkeit vorher: *Wiege*
Schnuller/Flasche Entwöhnung: *Mama*
Schnupfen (s. Nase): *Juwel, Niere, Schnee*
· allergischer: *Kelch, Juwel, Leber, TränHerz*
· Fließ-, häufiges Niesen: *Juwel, TränHerz*
· Kälte, durch: *Schnee*
· Nase verstopft: *Juwel, Niere*
Schock allgemein: *Ball, Helper, Herz, Licht, Medulla, Princess*
Schock durch:
· Ertrinken: *Medulla*
· Erwürgen: *Medulla, Strahl*
· Geburt: *Herz, Traumafee*
· Impfungen: *Herz, Leber, Moorfee*
· Insektenstich: *Moorfee*
· Nahrungsmittelallergie: *Licht*
Schönheitssinn: *Amar*
Schreck, Folgen: *Ball*
Schreckhaftigkeit: *Milz*
Schrift, unleserlich: *Entspannung, Schutz*
Schrunden, Risse: *Straffungssalbe, Zelle*
Schüchternheit: *Herz, Niere, Solar, Strahl*
Schuldzuweisungen subtil: *Sirius*
Schule
· Angst vor der: *Herz, Solar*
· Flüchtigkeitsfehler: *Schutz, Strahl*
· Klassengemeinschaft, Einfügen in: *Ball*
· -kopfschmerzen: *Juwel*
· Lernschwierigkeiten: *Erwachen, E-Smog, Herz, Juwel, Solar, Strahl*
· Rechenschwäche: *Juwel, Princess*
· Schriftbild, verbessert: *Schutz*
Schulter(n): *Schulter*
· -blätter, ziehen unter: *Bond*
· Frozen Shoulder: *Schulter*
· -gelenk, Abnutzung: *Knie*
  – ausgekugelt: *Schulter*
· hängen herunter: *Herz, Magnet*
· Kalkschulter: *Schulter*
· -schmerzen: *Hüter, Magnet, Schulter, Wiege*
· Überdehnung: *Princess*
Schuppenflechte (s. Psoriasis)
· Impfung, nach: *Moorfee*
Schüttelfrost: *Kelch, Milz, Solar*
Schutz, vor: allgemein: *Schutz*
· Ausbeutung: *Balsam, Rad, Tier*
· Elektrosmog: *E-Smog*
· Energieräubern: *Balsam, Rad, Tier*
· Gewohnheiten, negativen: *Balsam, Tier*
· Manipulation: *Balsam, Rad, Schutz, Tier, Weisheit*
· Radioaktivität: *Magnet, Medulla, Wunder*
· Streß: *Herz, Kelch*

Schwäche: *Auf, Jung, Magnet*
· Aufregung, nach: *Auf*
· Beckenboden: *Kelch, Wurzel*
· Fußgelenke: *Princess, Schutz*
· Gedächtnis: *Juwel, Strahl*
· gefällter Baum, fühlt sich wie ein: *Auf*
· Immunsystem: *Kelch*
· Körperflüssigkeiten, durch Verlust von: *Auf*
· Krankheiten, nach: *Auf*
– zehrenden: *Auf*
· Überarbeitung, nach: *Auf, Zell*
· zittrige, Unterzucker: *Herz, Mango, Solar*
Schwangerschaft(s): *Herz, Kelch, Leber, Solar*
· Ablehnung der: *Herz, Mama*
· Bauch hart: *Herz, Solar*
· Bauchmuskelbruch: *Jacumbo*
· Erbrechen: *Hüter, Leber*
· Erdung fehlt: *Wurzel*
· Kindsbewegungen, heftige: *Solar*
· Krampfadern: *Princess, Venensalbe*
· Kreuzbeinschmerzen: *Auf, Venus*
· Schutz: *Herz, Kelch, Leber, Solar*
· -streifen: *Jacumbo, Straffungssalbe*
· -übelkeit: *Bond, Leber*
· übertragenes Kind: *Herz, Kelch*
· ungewollte: *Mama*
· -vergiftung (Gestose): *Leber, Hüter*
· Wehen, vorzeitige: *Herz, Kelch, Solar*
· Vitalität leidet in : *Wurzel*
Schwarzwerden vor Augen: *Herz*
Schweiß, schwitzen
· -bildung, übermäßige: *Solar, Zelle*
· geruchsintensiv: *Tier*
· Hände: *Befreiung*
· Hitze im Gesicht, mit: *Solar*
· kann nicht leicht: *Bond*
· Trinken, beim (Säugling): *Solar*
· unterdrückt: *Leber, Sunrise*
Schwellung
· Füße, bei Hitze: *Bond, Solar, Wiege*
· Gelenke: *Wiege*
· Gewebe: *Himmel*
· Lymphknoten: *Hüter, Milz, Zelle*
Schwerhörigkeit (s. Ohren)
Schwermetallbelastung: *Dream, Sunrise*
Schwermut: *Herz, Leber, Licht, Pfad, TränHerz*
Schwiegereltern, -kinder, Probleme mit: *Herz*
Schwimmen
· Angst vorm: *Medulla*
– im Moorsee: *Moorfee*
· Chlorwasser, Beschwerden: *Sunrise*
· erzeugt Herpes: *Sirius*
Schwindel:
Auf, Bond, Curry, E-Smog, Herz, Juwel, Licht, Magnet, MP, Niere
· Atlas bedingt: *Licht*
· Benommenheit, mit: *Pfad*
· Computertomographie, durch: *Auf*
· Drehschwindel: *Himmel, Hüter, Juwel, Moorfee*
· Herzbedingt: *Herz*
· Höhenschwindel: *Juwel, Medulla*
· Impfung, nach: *Moorfee*

· Kopfschmerzen, mit: *Juwel, Princess*
· Migräne, mit: *Juwel, Leber, Licht, Magnet, Princess*
· Schwäche durch Fasten: *Herz, Solar*
· vorne kippt, als ob nach: *Niere*
Seelen, verlorene, Schutz vor: *Rad*
seelische, -es
· Probleme, verursachen Asthma: *Pfad*
· Qualen: *Balsam, Leber, Tier, Wiege*
· Verletzungen: *Herz, Traumafee*
· Trauma: *Wiege, Traumafee*
Sehnen: *Auf, Princess, Wiege*
· Daumen, Finger: *Auf*
· -riß: *Knie, Straffungssalbe*
· -scheidenentzündung: *Amar, Kerze, Princess, Wiege*
· überstreckt: *Princess*
· verkürzt: *Princess*
Sehnerv, Degeneration: *Licht, Zelle*
· -störung (s. Augen)
Seiten, Beschwerden
· linksseitig: *Mama*
· rechtsseitig: *Papa*
Selbst
· -achtung der Frau, stärkt: *Venus*
· -aufopferung: *Herz, Princess, Tier*
· -bestrafung, durch harte Therapien: *Pfad*
· -bewußtsein mangelt: *Pfad, Solar*
– verletzt (Frau): *Venus*
· -erkenntnis, verhilft zu: *Curry, Sunrise*
· -findung: *Regenbogen*
· -heilungskräfte aktiviert: *Herz, Kelch, Magnet, Tier*
– Vertrauen in die: *Pfad, Solar*
· -liebe: *Herz, Hüter, Pfad, Wiege*
– fehlende: *Venus*
· -mordgefahr: *Pfad, TränHerz*
· -täuschung: *Gelb*
· -überschätzung: *Solar*
· -vertrauen, mangelndes: *Juwel, Solar*
· -wert, mangelt: *Erwachen*
– Frau, als: *Glück, Mama, Venus*
– Mann, als: *Glück, Papa*
· -zermarterung: *Leber*
· -zweifel: *Pfad, Solar*
sensibel: *Niere*
Sensitivität
· erhöht die: *Ball*
· wird als Bürde empfunden: *Ball*
Seufzen: *Medulla*
Sexualität
· belebt: *Jung, Milz, MP*
· gefühllos: *Milz*
· überaktiv: *MP*
· übergriffiger, Opfer von: *Glück, Niere*
Sexual- oder Sakralchakra: *Jung, Kelch, Mama, Mango, MP, Tier, Venus, Wunder*
Sexualkraft
· männliche, Mißbrauch: *Jung, Tier*
· Perversion: *Milz*
· Schwund im Alter: *Jung, MP*
· unterdrückt: *Milz, MP*
Sexualneurose: *Jung*
Sicherheit, Bedürfnis nach: *Pfad, Solar*
Sicherheit nur in materiellen Dingen suchen: *Bond*

Silbernitrattropfen, nach der Geburt in die Augen: *Licht, Rad*
Singen, förderlich beim: *Hüter, Kelch, Leber, Strahl*
Sinne, geschärft: *Dream*
Sinusitis (siehe Nase, Schnupfen)
sitzen, kann nicht ruhig: *Ball*
Skoliose: *Magnet, Waldfee*
Sodbrennen: *Bond, Leber, Solar*
Sommerekzem bei Pferden: *Moorfee, Zelle*
Sommerzeit, Umstellung auf: *Ball*
Sonne(n) u. Hitze, Folgen von
· -brand: *Papa, Zelle, Sonnenwohl*
· Kreislaufkollaps: *Herz, Solar*
· Schutz vor: *Solar, Sonnenwohl*
· Sonnenstich: *Solar, Sonnenwohl*
· -strahlen stechend: *MP*
· -stürme, Beschwerden durch: *Magnet, MP, Solar, Sunrise*
· überempfindlich: *Licht*
Soor: *Weisheit, Zelle*
Sorgen: *Herz, Princess*
· Arbeitslosigkeit wegen: *Pfad*
· finanzielle: *LachHerz, Princess*
  – Herzbeschwerden, mit: *LachHerz*
  – Schlaflosigkeit, mit: *Princess*
· Umwelt, Natur, um die: *Auf, TränHerz*
sozialer Status, fühlt sich minderwertig: *Wiege*
Spätaufsteher: *Schnee*
Spastik, nach Impfung: *Moorfee, Waldfee*
· spast. Bronchitis: *Herz, Medulla*
Speichelfluß, vermehrt: *Himmel, Niem*
· vermindert: *Gelb, Himmel, Niem, Waldfee*
Spekulant: *MP*
Spiel-, Computersucht (s. dort)
Spinnenphobie: *Moorfee, Tier*
· -biß: *Moorfee, Kerze*
Sport
· Ausdauersport: *Magnet*
· Fußball, Treffsicherheit: *Kelch*
· Golf: *Kelch, Wiege*
· Hochleistungs-: *Magnet, Medulla*
· Kunstturnen: *Wiege*
· Marathonlauf: *Magnet, Medulla*
· Tennis: *Wiege*
· Yoga, Gymnastik: *Wiege*
Sportlerherz: *Herz*
Sprachstörungen: *Herz, Solar, Strahl*
· -entwicklung, verzögert: *Herz, Princess, Solar, Strahl*
· undeutliche Artikulation: *Herz, Pfad, Solar, Strahl*
Sprechen
· Angst, in der Gruppe: *Juwel, Solar, Strahl*
· atemloses: *Medulla*
· Kinder sprechen nicht: *Herz, Princess*
· undeutlich: *Herz, Pfad, Solar, Strahl*
Spuk, Geister: *Rad*
Stagnation, verhindert Vorwärtskommen: *Knie, Schutz, Rad*
Standfestigkeit: *Wurzel*
Stärkung
· Abwehrkräfte: *Kelch*
· Arterienwände: *Herz, Hüter, Jacumbo, Zelle*

· Herz: *Herz, Weisheit*
· Krankheit, nach: *Auf, Magnet, Zelle*
Starre, Festhalten an:
· alten Denkmustern: *Knie, Papa, Waldfee*
· alten Dingen: *Waldfee*
· Meinungen: *Schnee*
· Starrsinn: *Herz, Strahl, Tier*
Stauballergie: *Juwel, Medulla*
Stauung(s)
· Beine: *Befreiung, Himmel*
– *Knie: Knie, Milz*
· -ekzem an Unterschenkeln: *Himmel*
Steifheit
· Gelenke: *Befreiung, Jung, Knie, Waldfee, Wiege*
· Genick: *Leber, Magnet, Wiege*
· Wirbelsäule: *Hüter, Magnet, Waldfee, Wiege, Wurzel*
Steißbein: *Magnet, Regenbogen, Wurzel*
Stenokardie: *Herz*
Sterbeprozeß, Begleitung bei: *Herz, Niem, Rad, Regenbogen, Sunrise*
Sterilisation: *Kelch, Tier, Rad*
Stich
· Insekten: *Moorfee, Zelle*
· -verletzung, Lunge: *Princess*
Sticheleien, Schutz vor: *Moorfee*
Stillbeschwerden: *Herz, Mama, Stillsalbe*
· Abstillen, erleichter: *Herz, Mama*
· Brustentzündung: *Mama, Stillsalbe*
· Brustwarzenentzündung: *Brustschutz*
· nicht stillen wollen: *Mama*
· Säugling verweigert die Brust: *Herz, Mama*
Stimmbänder: *Wunder*
· -bandzysten: *Wunder*
Stimmen, hört: *Helper*
Stimmung(s)
· aufhellend: *Licht*
· -schwankungen: *Herz, Jung, Leber, Pfad, Princess, Schnee, Solar*
– extreme: Helper
Stirnhöhlenentzündung (s. Nase)
Stoffwechsel, anregend: *Gelb, Himmel, Leber, Regenbogen, Solar, Strahl, Sunrise, Waldfee*
Stöhnen, vor sich hin: *Medulla*
Stolpern: *Princess, Schutz*
· Eigensinn, aus: *Ball*
Stottern: *Herz, Solar, Strahl*
Strahlenschäden (s.Radioaktivität)
Strahlung, Schutz vor künstlicher: *E-Smog, Magnet*
· Erdstrahlung, vor: *Niem*
Streit: *Entspannung, Herz, Leber, Tier*
· hält Ohren zu: *Schnee*
· -lust bei (Ehe-)Partnern: *Venus*
Streß: *Auf, Entspannung, Herz, Jung, Kelch, Leber, MP*
· Eltern, gestreßte: *Entspannung*
· gönnt sich keine Pause: *MP*
· krank durch: *Kelch*
· Schutz vor: *Herz, Kelch*
· -bedingte Entzündungen, Infekte: *Kelch*
Struktur, sorgt für: *Curry, Knie, Jacumbo, Milz, Princess, Waldfee*
Struma: *Strahl, Zelle*

stubenrein, nicht: *Tier*
Stuhldrang plötzlich durchfallartig: *Kerze*
Stuhlgang schleimig: *Milz*
Sturz, auch Prophylaxe: *Princess, Magnet*
Sucht (s. auch Spiel- und Computer-): *Befreiung, Helper, Herz, Jung, Klar, Leber, Milz, Niere, Pfad, Rad, Solar, Tier, Wunder*
· Alkohol: *Curry*
· Aufputschmittel, Verlangen: *Entspannung*
· Süßigkeiten: *Mango*
Suizid, Neigung zu: *TränHerz*

T

Tag-Nacht-Rhythmus gestört: *Ball, Magnet*
taktile Menschen, sanfte Berührung erzeugt Glücksgefühle: *Glück*
Talente
· Mißbrauch von, verhindert: *Tier*
· verborgene wecken: *Entspannung, Herz, Regenbogen, Tier*
Taubheit: *Jacumbo, Waldfee, Zelle*
· Bein, nach Zeckenbiß: *Moorfee*
· Füße, nach Überfahren: *Jacumbo*
· Kälte, durch: *Schnee*
· Narben: *Jacumbo, Medulla, Rad, Zelle*
Täuschung: *Gelb*
Teamarbeit, fördert: *Waldfee*
Telefon, schnurloses (DECT): *E-Smog*
Temperatursturz: *Juwel*
Tennisarm: *Wiege*
Tetanusimpfung, Folgen: *Magnet, Moorfee, Princess, Tier, Zelle*
Thrombophlebitis: *Leber, Princess, Venensalbe*
Thymusdrüse: *Moorfee*
Tic: *Tier*
Tiere(n), allgemein: *Tier*
· Alternative zum Einschläfern: *Herz, Rad*
· Angst vor: *Herz, Tier, Wiege*
· -bisse: *Niem, Tier*
· -haarallergie: *Juwel, Tier*
· herzlichen Kontakt, fördert: *Wiege*
· stubenrein, nicht: *Tier*
· Umgebung neu: *Pfad, Tier*
· Vergiftung: *Leber, Sunrise, Tier*
Tinnitus: *Befreiung, Erwachen, E-Smog, Glück, Herz, Himmel, Juwel, Schnee, Strahl*
· Knalltrauma: *Schnee*
· Musik, durch laute: *Schnee*
· wahnsinnig zu werden, Gefühl: *Helper*
Tonsillektomie: *Hüter*
Torticollis: *Schutz, Strahl, Waldfee*
Totgeburt, nach: *Glück, Mama*
Tourette Syndrom: *Entspannung, Moorfee, Tier*
Trägheit, antriebsschwach (s. auch Radioaktivitätsmittel): *Auf, Leber*
Tränende Augen (s. Heuschnupfen): *Juwel, Licht, TränHerz*
Tränensäcke: *Curry, Niere, Strahl, TränHerz*
Träume, Visionen verwirklichen: *Dream, Juwel*

Transformation: *Sunrise*
Transsexualität: *Glück*
Trauer: *Dream, Glück, Herz, Niere, Pfad, Princess, Rad, TränHerz*
Trauma:
Ball, Befreiung, Herz, Knie, Mango, Pfad, Princess, Rad, Traumafee, Wiege
· akut, körperlich: *Balsam, Princess*
· Brust: *Herz, Pfad, Wiege*
· Geburt (s. dort)
· Kopfverletzung: *Licht, Pfad, Princess*
· seelisch: *Herz, Jacumbo, Rad, Wiege*
Traurigkeit (depressiv): *Curry, Glück, Herz, Licht, Niere, Pfad, TränHerz*
Trennungsschmerz:
Bond, Glück, Herz, Pfad, Rad, Tier
Trichterbrust: *Herz, Hüter*
Triebhaftigkeit: *Tier*
Trigeminusneuralgie: *Kerze*
Trockenheit (s. Mund)
Trommelfellerguß: *Schnee*
Trostspender: *Balsam, Herz*
Tuberkulose, Bezug zur: *Ball, Kelch*
· Knochen Tbc: *Jung, Zelle*
Tumor: *Auf, Zelle*
tyrannische Tendenzen: *Papa*

U

Übelkeit: *Amar, Bond, E-Smog, Leber, Mango, Solar, Sunrise*
· (s. auch Reiseübelkeit)
· Schwangerschaft, in: *Bond, Leber*
· Süßes, durch zu viel: *Leber, Mango, Sunrise*
· wellenartig, Erbrechen unmöglich: *Sunrise*
Übereifer: *Erwachen*
Über
· **-griffigkeit:** *Tier, Venus*
· **-lebenskampf,** täglicher: *Pfad*
· **-eifer:** *Erwachen*
· **-empfindlich** gegenüber Disharmonie und Zerstörung: *Auf*
· **-reaktion** auf homöop. Mittel: *Herz*
· **-reizung**
– Elektrobelastung, durch: *E-Smog*
– Gespräche, zu viele: *Helper, Pfad*
– der Nerven: *Kelch, Pfad, Solar*
· **-winden von**
– Begrenzungen: *Ball, Knie*
– Gegensätzen: *Hüter*
Ulcus cruris (offenes Bein):
Leber, Mango, TränHerz, Sunrise, Zellsalbe spezial
Ultraschall, vor u. nach: *Magnet, Zelle*
unbarmherzig (s. unerbittlich)
Umbruchphase: *Pfad, Rad*
Umknicken (s. Verstauchung)
umtriebig: *Entspannung, Helper, Tier*
Umweltschützer, hilfreich für: *Auf, Sunrise, TränHerz*
Umweltzerstörung, überbesorgt oder gleichgültig wegen: *Auf*
Undankbarkeit: *Wunder*
Unentschlossenheit: *Pfad*
unerbittlich gegenüber sich selbst: *LachHerz*
uneinsichtig: *Magnet*

unfallgefährdete Menschen: *Ball, Princess, Schutz*
Unfruchtbarkeit: *Glück, Kelch, Venus*
· Eileiter verklebt: *Glück, Milz*
· Polioimpfung, durch: *Magnet, Moorfee*
– WS-verschiebung: *Magnet*
ungeborgen, fühlt sich: *Milz*
Ungeduld: *Ball, Curry, Gelb, Leber, PfadWillen, Tier, Sirius*
ungehorsam: *Sirius, Strahl*
ungeliebt, sich, fühlen: *Herz, Wiege*
Ungerechtigkeit, Wut über: *Entspannung*
Ungezieferbefall: *Moorfee, Niem*
ungläubig: *Himmel, Kerze*
unglücklich: *Glück, Herz, Leber*
unheilbar, fühlt sich: *Niem*
Unordnung (s. Chaos): *Curry, Jacumbo, Milz, Princess, Waldfee*
Unpünktlichkeit: *Amar*
Unruhe: *Ball, E-Smog, Milz, Tier, Wurzel*
· der Beine (s. Restless Legs)
· Kindern, bei: *Ball, Tier, Wurzel*
Unsauberkeit: *Tier, Rad*
Unselbständigkeit: *Herz, Solar*
Unsicherheit: *Herz, Niere, Solar, Strahl*
unstrukturiert: *Milz*
Unterdrückung: *Niere, Tier, Wiege*
· Geschlecht, anderes: *Jung*
Unterleib(s): *Kelch, Tier, Wurzel*
· Kältegefühl: *Hüfte, Niere, Schnee*
· -operation, nach: *Venus*
-verätzung, Konisation: *Kelch, Zelle*
Unterlidödeme: *Kerze, Niere, TränHerz*
Unterscheidungsvermögen, stärkt: *Gelb, Klar, Licht, Pfad*
Unterwerfung: *Tier*
Unverfrorenheit: *Schnee*
Unvernunft: *Regenbogen*
unvernünftige Vorschriften: *Venus*
unversöhnlich: *Papa*
Unverträglichkeit von Lebensmitteln (s. Nahrungsmittel)
Unwahrheiten, möchte keine mehr verbreiten: *Klar*
unwürdig, fühlt sich: *Hüfte, Jung, PfadWillen*
unzufrieden: *Bond, Glück, Herz, Leber, Mango, Pfad, Solar, Niem*
Urindrang plötzlich: *Gelb*
Urteil, salomonisches: *Weisheit*
Urvertrauen, stärkt: *Mama, Pfad*
Uterus (siehe Gebärmutter): *Kelch*

V

Vaterthemen: *Papa*
Venen
· Besenreiser: *Leber, Princess, Venensalbe, Venus*
· -entzündung (Thrombophlebitis): *Leber, Princess, Venensalbe, Venus*
· Hitze verschlechtert: *Bond, Solar*
· Krampfadern: *Leber, PfadWillen, Princess, Venensalbe, Venus, Wurzel*
· -operation: *Venus, Zelle*
Verachtung: *Wunder*
verachtungsvoll gegenüber dem Allgemeinwohl (selbstsüchtig): *Venus*

Veränderung
· Angst vor: *Pfad, Rad, Solar, Schutz*
· kann keine Kraft aufbringen für: *PfadWillen*
· Vertrauen in: *Hüter*
Verantwortung
· Angst, zu tragen: *Schutz, Solar*
· übernehmen, zu viel: *Hüter, Schulter*
Verarmung, Angst vor: *Bond, Princess, LachHerz*
Verbote, beeinträchtigen: *Schnee*
Verbrennung, auch radioaktive, Verbrühung: *Papa, Sonnenwohl, Zelle*
Verdauung gestört: *Amar, Bauchwohl, Bond, Hüfte, Hüter, Kerze, Leber, Solar*
· Bluthochdruck, verursacht: *Herz, Leber, Solar*
Verdrängung von Konflikten: *Solar, Wiege*
Verdrehung: *Klar, Schulter*
vereinnehmend, in Beziehungen: *Mango, Tier*
Vergangenheit, Befreiung von Fesseln der: *Befreiung*
vergeben, hilft zu: *Herz, Tier*
Vergeltung ausüben, auch gegenüber dem Weiblichen in sich: *Sirius*
Vergeßlichkeit: *Juwel, Klar*
Vergewaltigung: *Jung, Kerze, Niere, Tier*
· für Opfer und Täter: *Kerze, Tier, Venus*
Vergiftung: *Kerze, Leber, Medulla, Sunrise, Tier*
· Alkohol: *Leber*
· Gas: *Medulla*
· Gedanken, eigene: *Leber*
· Medikamente, injizierte: *Befreiung, Moorfee*
· Insektizide: *Leber, Sunrise, Tier*
· Kohlendioxyd, -monoxyd: *Medulla*
· Kunstdünger: *Sunrise, Tier*
· Lebensmittel: *Leber*
· Lösungsmittel: *Medulla*
· Medikamente: *Befreiung, Leber, Sunrise*
· Radioaktivität
· Schimmelpilze: *Juwel, Leber*
· Schwermetalle: *Dream, Sunrise*
· Tierköder: *Jung, Tier*
· Tieren, bei: *Leber, Tier*
· tierische Gifte: *Kerze, Moorfee, Tier*
· Wasser, verdorbenes: *Sunrise*
Verhaltensauffälligkeit bei Kindern: *Ball, Herz, Tier*
verhärmt: *Papa*
Verhärtungen: *Fels, Klar, Kerze*
verheimlichen, verstecken: *Milz*
verhungern, Angst zu: *Solar*
Verjüngung: *Jung, Magnet, Zelle*
Verkalkung (s. Kalkablagerungen)
Verklebung der Gewebe: *Milz*
Verknotung, Gefühl von: *Klar*
Verkrampfung: *Entspannung*
Verlangen, nach:
· Süßem: *Bond, Mango, Solar, Tier*
· Weintrauben: *Befreiung*
· Weizen: *Bond*

Verletzung: *Herz, Knie, Licht, Mango, Pfad, Princess, Traumafee, Wiege, Zelle*

· Aggressionen, Folge von: *Mango*
· blutend: *Herz, Zelle*
· eingeklemmt: *Befreiung*
· emotional: *Herz, Wiege, Traumafee*
· Geburt: *Pfad, Princess, Rad, Traumafee, Zelle*
· Gelenke: *Knie, Mango, Princess*
· Geschlechtsorgane: *Venus*
· Knie: *Knie*
· Knöchel: *Princess, Schutz, Wunder*
· Knochen: *Jacumbo, Mango*
· -haut: *Mango*
· Kopf: *Licht, Pfad, Princess*
· Lunge, Stichverletzung: *Princess*
· Milz: *Milz*
· Narben, Wunden: *Zelle*
· Ohr: *Schnee*
· Rippen: *Princess*
· Schürfwunden: *Venus*
· stumpfe Gegenstände: *Princess*
· Trommelfell: *Schnee*
· vorbeugend, bei Unfallgefährdung: *Ball, Princess*
· Wundheilung langsam (s. dort)

Verlustangst: *Herz, Pfad, Juwel, LachHerz, Solar, Wiege*
Verrenkung (s. Verstauchung)
verrückt von sich selbst, neben sich stehend: *Auf*
versagen, Angst zu: *Pfad, Solar*
verschlucken, sich: *Medulla, Strahl*
Verschmutzung des Gehirns: *Erwachen, Klar*
verschwenderisch: *Jung*
Versöhnung: *Kerze*
Verspannung durch
· Atlasfehlstellung: *Licht*
· Autofahren: *Magnet, Waldfee*
· Erwartung: *Entspannung*
· Nacken: *Curry*
· Rückens, Belastung des: *Magnet, Waldfee, Wiege*
· spastische, nach Impfungen: *Moorfee*
· Überspannung: *Schnee*
· Unordnung: *Curry*
verstandesbetont: *Pfad, Venus*
Verständnis u. Geduld, fördert: *Gelb*
Verstauchung: *Knie, Princess, Schulter, Wiege*
· Knöchel: *MP, Princess, Schutz*
versteht alles falsch: *Bond*
Verstopfung (s. Obstipation)
Vertrauen(s)
· blindes, in Äußerlichkeiten: *LachHerz.*
· Krebs, stärkt bei: *Pfad*
· Notzeiten, auch in: *Pfad*
· Selbstheilungskräfte, stärkt: *Kelch, LachHerz, Pfad*
· -verlust: *Balsam, Fels, Herz, Hüter, Jung, Mama, Medulla, Pfad, Rad, Solar, Schutz, Wiege*
Verunreinigung, Gehirn, im: *Erwachen, Klar, Rad*
verurteilend: *Sirius*
Verweigerung: *Niem*
Verwirrung: *Auf, Klar*
Verwurzelung im Leben, schwierig: *Hüter, Hüfte, Wurzel*
verzeihen, hilft zu: *Herz*

Verzettelung, in Kleinigkeiten: *Kerze, Medulla, Strahl*
Verzweiflung: *Auf, Glück, Helper, PfadWillen, Wunder*
· Kontrolle über sich selbst fehlt: *Jung*
· den Weg verloren zu haben: *Pfad*
Vielfraß: *Kerze*
Visionen verwirklichen: *Dream, Juwel*
Völlegefühl nach dem Essen: *Bauchwohl, Bond, Kerze, Leber, Solar*
Völlerei: *Himmel, Leber, Solar*
Vorfall (s. entspr. Organ)
Vorgesetzte(n) und Autoritäten,
· Angst vor: *Tier*
· falschen folgen: *Curry*
Vorschriften machen, anderen: *Hüter*
Vorträge, Angst zu halten: *Solar, Strahl*
vorwärts gehen, geschützt: *Schutz*

W

Wachkoma: *Medulla*
Wachsen, über sich selbst hinaus: *Knie*
Wachstum(s)
· -fördernd, auch bei Pflanzen: *Knie, Magnet, Zelle*
· -schmerzen: *Balsam, Knie, Magnet, Milz*
Wadenkrämpfe: *Mango, Milz, Solar, Wurzel*
Wagemut, vermittelt: *Kerze*
Wahnsinn o. kurz davor: *Helper*
wahnsinnig vor Schmerzen: *Balsam, Helper, Leber*
Wahres vom Falschen trennen: *Gelb, Hüter, Licht, Pfad*
Wahrheit, lebt nicht die eigene: *Hüter*
· sehen, erkennen, verbreiten: *Klar*
· wahrheitssuchend: *Hüter*
Wahrnehmung, keine klare: *Erwachen, Gelb*
Wandern, unterstützt beim: *Jung, Magnet, Medulla, Wiege*
Wanderröte, nach Zecken- Insektenbiß: *Moorfee, Salbe nach Zeckenbiß, Zelle*
Wankelmut: *Hüfte, Pfad, Princess*
Warzen: *Zelle*
· Dornwarzen: *Moorfee, Schutz, Zelle*
· Finger, Zehen: *Magnet, Moorfee, Zelle*
Wasser
· Angst vor: *Herz, Medulla*
· Ausschlag, erzeugt: *Sirius*
· Bauch, im: *Wiege, Himmel*
· Beinen, in den: *Himmel*
· Chlor-, schwimmen im: *Sirius, Sunrise*
· Gewebe: *Himmel*
· -lassen erschwert: *Himmel*
  – häufig: *Niere*
· Herpes durch Kontakt mit: *Sirius*
· Lunge, in der: *Medulla*
· verdorbenes: *Sunrise*
Wattegefühl im Kopf: *Klar*
Wechsel im Lebensabschnitt: *Pfad, Rad*
· -bad der Gefühle: *Jung, Sunrise*
Wechseljahre
· Hitzewallungen: *Befreiung, Gelb, Jung, Kelch, Pfad, Regenbogen, Solar, Sunrise*

· Depressionen: *Jung, Regenbogen*
Weg:
· falschen erkennen: *Befreiung*
· richtigen, bringen auf: *Pfad*
weglaufen von zu Hause: *Pfad, Tier*
Wehen
· -fördernd bei Geburt: *Kelch, Magnet*
· unerträglich wegen Rückenschmerzen: *Magnet*
· vorzeitige: *Herz, Kelch, Solar*
Weiblichkeit, seine eigene akzeptieren: *Glück, Mango, Venus*
· hilfreich für den Mann, um den weiblichen Anteil anzunehmen: *Venus*
Weibliche und männliche Anteile harmonisieren: *Venus*
Weichspüler, Ausschlag: *Sirius, Sunrise*
Weinen
· kann nicht mehr: *TränHerz*
· viel: *TränHerz*
Weißfleckenkrankheit (Vitiligo) nach Tetanusimpfung mit Kribbeln: *Moorfee*
weise, macht das Herz: *Weisheit*
Weisheitszähne (s. Zähne)
wellenartige Beschwerden: *Sunrise*
weltliche Dinge, Angst vor: *Solar*
Wertschätzung, mangelnde: *Hüfte*
Wespenstich: *Herz, Moorfee*
Wetter, Beschwerden durch:
· eiskaltes: *Schnee*
· Föhn: *Wiege*
· naßkaltes, empfindlich auf: *Juwel*
· Schnee (Gelenke): *Schnee, Wiege*
· warmes: *Solar*
· -wechsel:
– Gliederschmerzen: *Wiege*
– Kochenbruchschmerzen: *MP*
– Kopfschmerzen: *MP*
– wechsel, von kalt zu warm: *Wiege*
– wechsel, von warm zu kalt: *Juwel*
Widerspenstig, wie durchgeknallt: *Schnee*
Widerstände, überwinden: *Amar, Entspannung, Knie, Pfad, Pfad-Willen*
· Heilung gegen: *Amar, Wunder*
Willensstärkung: *Pfad, PfadWillen, Strahl, Tier*

Wirbelsäule (s. auch Rücken): *Amar, Entspannung, Hüfte, Hüter, Jacumbo, Jung, Knie, Magnet, Waldfee, Wiege, Waldfee, Wurzel, Zelle*
· Atlas, 1. Halswirbel: *Jung, Licht*
· Bandscheibenvorfall: *Magnet*
– Höhe des Herzens: *Herz*
– Nierenhöhe: *Niere*
– stechende Schmerzen beim abwärts Gehen: *Jung*
· Beweglichkeit: *Knie, Magnet, Wiege, Zelle*
· Blockaden auflösen: *Magnet*
– impfbedingt: *Moorfee*
· Brennen, in der: *Bond, Papa*
· Brüche, akute und alte: *Jacumbo, Magnet*
· Brust-WS, Stiche: *Gelb*
· durchgebrochen, wie: *Jacumbo*

· Fehlstellung: *Magnet, Waldfee, Wurzel*
· Halswirbel: *Amar, Leber, Licht, Magnet*
· Knieprobleme, verursacht: *Knie, Magnet*
· Knochen-Tbc, Folgen von: *Magnet, Princess, Zelle*
· Kraftlosigkeit: *Jung, Magnet*
· Kreuzschmerzen, stechend: *Auf*
· Kreuz verspannt: *MP*
· Lähmung: *Hüter, Jung, Magnet, Waldfee*
· – lumbal: *Magnet, Wurzel*
· Rundrücken (Kyphose): *Herz, Magnet, Pfad*
· Schleudertrauma: *Magnet, Licht*
· schwach: *Magnet*
· Skoliose: *Magnet*
· Steifigkeit: *Magnet, Wiege*
· Titanplatte: *Magnet, Princess*
· Verkrümmung: *Hüter, Magnet*
· Verschiebung: *Hüfte, Magnet*

Wissenschaftsgläubig: *Kerze*
Workaholic: *Herz, Kelch, Leber, MP, Rad, Tier*
Wortfindungsstörungen: *Pfad, Solar, Strahl, Wunder*
Wunden, Verletzung: *Zelle*
· eitern: *Klar, Niem*
· Heilung zu langsam: *Himmel, Jacumbo, Klar, Mango, Niem, Papa, Zelle*
– Diabetes, bei: *Mango, Zelle*
· Schürf-, auch Genitalbereich: *Venus*
· Stich-: *Moorfee*
· Wundliegen, Dekubitus: *Himmel, Zellsalbe spezial*
· -gelaufene Füße, **Blasen:** *Zelle*
Wunder, wünscht sich ein: *Wunder*
Würde wiederfinden: *Erwachen, Hüfte*
· der Frau wiederfinden: *Jung, Venus*
· nicht gewürdigt fühlen: *Hüfte*
Wurmbefall: *Erwachen, Leber, Moorfee, Niem*
· Schwäche, mit: *Auf*
Wurzelchakra: *Amar, Auf, Gelb, Hüfte, Wurzel, Regenbogen*
· reinigt: *Wurzel, Regenbogen*
Wurzelprobleme an Haaren, Nägeln, Zähnen: *Wurzel*
Wut: *Entspannung, Leber, Niem, Tier*
· tobt, nicht zu beruhigen: *Schnee*
· gestreßte Mütter, die mit ihren Kinder streiten viel: *Entspannung*

Y

Yoga, fördert Lockerung, Gelenkigkeit: *Wiege*

Z

Zahn, Zähne
· ausgeschlagen: *Wurzel*
· Biß verschoben: *Hüfte*
· engstehend: *Hüter, Strahl, Weisheit*
· Extraktion, nach: *Balsam, Kerze, Wurzel, Zelle*
· Fehlstellung: *Entspannung, Magnet, Strahl*
– Frontzähne: *Amar, Hüfte, Niere*
– stehen nach vorne: *Amar, Niere*

– Oberkiefer: *Hüter, Magnet*
– Unterkiefer: *Magnet, Strahl*
· Festigung, der: *Hüter, Jacumbo, Jung, Wurzel*
· Fisteln: *Waldfee, Zelle*
· **-fleisch:** *Zelle*
– blutet: *Leber, Zelle*
– entzündet: *Niere*
– geschwollen: *Leber, Zelle*
– löst sich vom Zahn: *Gelb*
– schwindet: *Strahl, Wurzel, Zelle*
· Füllungen passen nicht mehr (wegen Atlasverschiebung): *Licht*
· -hälse empfindlich auf Kälte: *Schnee*
· -herde: *Waldfee, Wurzel, Zelle*
· Implantate: *Jacumbo, Wurzel, Zelle*
· Karies: *Klar, Venus, Zelle*
· Knirschen: *Auf, Entspannung, Fels, Hüfte, Klar, Leber, Strahl, Tier*
· locker: *Hüter, Jacumbo, Milz, Wurzel*
– Alter, im: *Jung*
– Quecksilberbelastung, durch: *Hüter, Sunrise*
· Milchzähne fallen nicht aus: *Rad, Wurzel*
· Parodontose: *Auf, Entspannung, Hüter, Leber, Venus, Zelle*
· Prothese, Spange drückt: *Tier*
· Pulsieren: *Gelb*
· **-schmerzen:** *Auf, Balsam, E-Smog, Gelb, Kerze, Klar, Leber, Magnet, Niere, Regenbogen, Strahl, Venus, Waldfee, Wurzel, Zelle*
Extraktion, nach: *Balsam, Kerze, Leber*
– fehlenden, in: *Curry*
– Kälte schlechter: *Schnee*
– obere: *Schnee*
– strahlen in Kiefer: *Kerze*
– Süßem, nach: *Klar*
– Zahnhälse: *Gelb*
· -spange schmerzt: *Magnet, Tier*
· Überbiß: *Amar, Niere*
· vereitert: *Waldfee, Wurzel, Zelle*
· Verfärbungen: *Wurzel, Zelle*
· Weisheitszähne, Platzmangel: *Balsam, Magnet, Weisheit*
· **Wurzelprobleme:** *Hüter, Wurzel*
-entzündung mit Eiter: *Gelb, Kerze*
· Zahnstein: *Gelb, Kerze, Zelle*
· zusammengebissen: *Fels, Hüfte, Leber, Strahl, Tier*
· Zyste: *Waldfee, Zelle*
Zahnungsbeschwerden: *Hüter, Magnet, Rad, Regenbogen, Strahl, Wurzel, Weisheit*
– wundem Po, mit: *Regenbogen*
· Weisheitszähne: *Weisheit*

Zangengeburt (s. Geburt)
Zecken
· abgebrochene Köpfe oder Zecke leichter entfernen: *Moorfee*
· –biß, Taubheit im Bein nach: *Moorfee, Zelle, Salbe nach Zeckenbiß*
· Schutz vor: *Moorfee*
· Wanderröte: *Moorfee, Zelle*
Zeit
· gehetzt, nimmt sich keine: *Gelb, MP*
· -druck: *Herz, Kelch, Pfad, Tier, Regenbogen*

· -umstellung, -zone, Sommerzeit: *Ball, Magnet*
· -vertreib, unnötiger: *Klar*
· vertrödelt die Zeit: *Amar, Klar*
Zehennägel eingewachsen: *Magnet*
Zellregeneration: *Zelle*
zieht sich zurück: *Schnee*
Ziel, fokussieren, auf ein: *Amar, Erwachen, Hüter, Pfad, Regenbogen, Strahl*
Zigaretten, unterstützt Entzug: *Curry, Leber, Tier*
Zirbeldrüse: *Erwachen, Moorfee*
Zittern: *Entspannung*
Zöliakie (s. Gluten): *Bond*
züchtigt seine Kinder: *Fels*
Zuckungen: *Entspannung*
Zuhause, nirgends: *Pfad, Wurzel*
Zunge
· Brennen: *Amar, Bond, Gelb, Leber, Papa*
· Kribbeln mit Luftnot: *Licht*
zusammengeschnürt, Gefühl wie: *Befreiung*
Zuversicht, hoffnungsvoll: *Glück, Pfad, Princess*
Zwang: *Befreiung, Milz, Tier*
· essen, zu: *Solar, Tier*
· -hafte sexuelle Vorstellungen: *Jung*
· Kontroll-: *Hüter, Tier*
Zweifel: *Fels*
Zwerchfellbruch: *Jacumbo, Solar*
· -hochstand: *Solar*
Zyste: *Zelle*
· Bakerzyste: *Knie, Zelle*
· Eileiter, Eierstöcke: *Glück, Kelch, Venus*
· Gebärmutter: *Glück, Kelch, Venus, Wurzel, Zelle*
· Leber: *Leber, Zelle*
· Schilddrüse: *Strahl, Zelle*
· Stimmbänder: *Wunder*
· Zahnfleisch: *Waldfee, Zelle*

Raum für Ihre Notizen

Weitere Literatur über die Chakrablüten Essenzen

19 Jahre lang, von 2002 bis 2020, wurden in 44 Ausgaben der Fachzeitschrift für Homöopathie und Chakrablüten Essenzen „SURYA – Lebensfreude & Selbstheilung" – alle neuen Erkenntnisse aus der Forschung mit den CBE, Fallberichte, Studien und die Beschreibung neuer Essenzen veröffentlicht.
In unserem Internetshop sind in jeder Ausgabe einige Seiten frei verfügbar zum Lesen. Alle SURYAs gibt es auch zum Downloaden.

Wie entstand das umfangreiche Wissen über die CBE?

Das Grundlagenwerk „Die Welt der Chakrablüten Essenzen" beschreibt detailliert, wie die Essenzen zuerst von der Autorin, ihrem Mann Ravi Roy und ihren Kindern ähnlich wie homöopathische Mittel geprüft werden. Anschließend werden die Essenzen über viele Jahre in jedem Seminar weiter geprüft, wobei auch viele Teilnehmer*innen Heilungen erleben. Auf diese Weise entsteht wie in der Homöopathie ein Bild über die Wirkung der Essenzen. Nur die zuverlässigen Symptome sind in das Symptomenverzeichnis aufgenommen.
Neben den Einzelprüfungen wurden auch *Forschungen an Gruppen von Menschen, Tieren und in der Landwirtschaft durchgeführt.* Diese sind in folgenden Ausgaben der SURYA-Zeitschrift veröffentlicht.

1. Die Studie an einer Hamelner Realschule *„Leichter lernen mit dem Blauen Strahl"* wurde in einer 5. Klasse durchgeführt. Der Artikel wurde erstmalig in der SURYA-Zeitschrift Nr. 22 veröffentlicht.
2. Die *Badedermatitis-Studie* an 60 Betroffenen ist in der SURYA Nr. 26 veröffentlicht.

3. Die Studie *„Schweine ohne Medikamente aufziehen"* in SURYA Nr. 35.
4. Die *Stallgeflüster Studie* – *„Kannibalismus* bei 1000 Ferkeln gestoppt" in der SURYA Nr. 3
5. Die *Bienenschutz Studie* – in SURYA Nr. 28, 30, 32, 34
6. Die Studie *„Homöopathie und Essenzen in der Landwirtschaft in Indien"* in der SURYA 17 und 30.

   Dieses Langzeit-Projekt erstreckt sich über viele Jahre und wird weiterhin beim Anbau von Zuckerrohr, Weizen, Reis, Hülsenfrüchten und Gemüse in Indien und Deutschland durchgeführt.
7. Die Studie *„Mit Chakrablüten Essenzen vor der Sonne schützen"* ist veröffentlicht in SURYA Nr. 29 und 30.

Anwendungsformen und Haltbarkeit

Die Essenzen sind auf Alkohol- und Quellwasserbasis
in 10 ml Blauglasfläschchen mit weißer Tropfpipette erhältlich. Anfänglich wurden die Essenzen auf Quellwasserbasis vor allem für Kinder und Tiere hergestellt, doch inzwischen bevorzugen die meisten Menschen das Quellwasser.

Bei beiden Darreichungsformen geht die Wirkung der Essenz auch nach Jahren nicht verloren, allerdings kann der Inhalt bei längerer Lagerung etwas nach dem im Pipettensauger enthaltenen Kautschuk schmecken. Wenn einem eine Essenz gar nicht schmeckt, kann es ein Hinweis sein, daß sie besonders gut paßt. Nach einigen Tagen Anwendung schmeckt sie dann wieder neutral nach Wasser oder Alkohol.